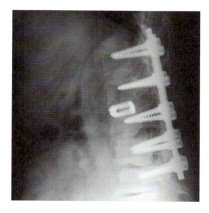

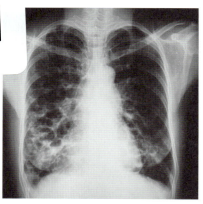

理学療法士　作業療法士
PT・OT
基礎から学ぶ
画像の読み方
国試画像問題攻略

第4版

中島雅美　中島晃徳　大村優慈　編著

過去**10**年分の
国試精選問題集
解答・解説 付

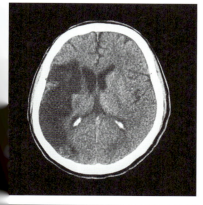
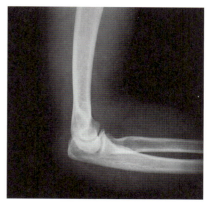
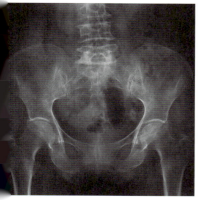
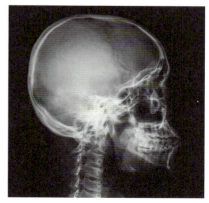
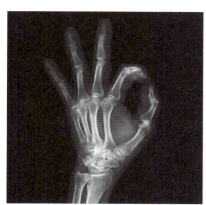

医歯薬出版株式会社

執筆者一覧

編集・執筆

中島　雅美（一般社団法人日本医療教育協会　国試塾リハビリアカデミー　校長）

中島　晃徳（一般社団法人日本医療教育協会　国試塾リハビリアカデミー　副校長）

大村　優慈（湘南医療大学保健医療学部リハビリテーション学科　講師）

執筆協力・画像提供

長濱　深雪（天草厚生病院リハビリテーション部　次長）

長濱　直喜（天草セントラル病院リハビリテーション部　課長）

香月　伸介（福岡整形外科病院放射線科　科長）

田中　創（福岡整形外科病院リハビリテーション科　科長 / 臨床研究センター）

藤田　慎矢（福岡整形外科病院リハビリテーション科　主任）

木村　尚道（福岡整形外科病院リハビリテーション科　副主任）

隅田　涼平（福岡整形外科病院リハビリテーション科）

栗木　康介（福岡整形外科病院リハビリテーション科）

大段　喬（福岡整形外科病院リハビリテーション科）

This book is originally published in Japanese
under the title of :

PT・OT Kɪso-Kara-Manabu
Gazou-No-Yomikata—Kokushi-Gazou-Mondai-Kouryaku
(Knowledge and Technique of Diagnostic imaging for PT/OT)

Editors :
Nakashima, Masami et al.
Nakashima, Masami
PTOT Gakushukyoiku kenkyujo

© 2014　1st ed.
© 2025　4th ed.

ISHIYAKU PUBLISHERS, INC.
7-10, Honkomagome 1 chome, Bunkyo-ku,
Tokyo 113-8612, Japan

第4版 まえがき

日本で「理学療法士および作業療法士国家試験」が開始されて令和7年で60年になります。この60年間の日本の医療・化学・工学の研究・開発は著しいものでした。時代は昭和・平成を経て令和となり、令和7年の第60回理学療法士・作業療法士国家試験から新しい「令和6年版 理学療法士・作業療法士国家試験出題基準」が適用されることになりました。

この新しい「理学療法士・作業療法士国家試験出題基準」の大きな特徴の一つとして、PT・OTそれぞれの専門分野の「評価学」の項目において「画像評価」が明記されたことが挙げられます。その中身は「エックス線」「CT，MRI，SPECT，PET」「超音波エコー」「心電図」などです。

私たちは2000年頃から「近い将来、画像の読み取りができる理学療法士・作業療法士が当たり前となる時代が来る」と予測していました。そこで何度も相談・議論を積み重ね、2014年に「PT・OT 基礎から学ぶ 画像の読み方」の初版を出版するに至りました。当時の国家試験でも多少の「エックス線，CT，MRI」の画像問題が出題されてはいましたが、PT・OTそれぞれ200問中3～4問程度でした。しかし、「厚生労働省医政局医事課」は令和7年の国家試験から「新出題基準」を適応すると打ち出しました。つまり、「出題基準の画像の項目」に挙げられている画像写真であれば、「どの種類の画像であっても」「身体のどこの部分であっても」読み取れるようになっていなければならないということなのです。

また、高齢化が進んだ令和時代の臨床現場では、「あらゆる」疾患、障害がリハビリテーションの対象となってきています。「骨関節障害」「中枢神経障害」「神経筋障害」「発達障害」「内部障害（呼吸，循環（心疾患），代謝（糖尿病，腎障害））」「がん」「サルコペニア，フレイル」「有痛性障害」「摂食嚥下障害」など多岐にわたり、それらが複合的に重なり合っています。あらゆる障害の評価の一つとして、「画像を読み取る力」が必要とされているのです。

以上のことから、第4版改訂にあたり、以下のことを考えて編集・執筆しました。
① 養成校入学後の基礎学力教育段階の学生が教科書として使用しやすいこと
② 健常者の画像写真を部位ごとにまとめて、健常の画像写真について理解できるようにすること
③ 学生の「読み取る力」を強化するために、画像写真を「イラスト」にして理解しやすくすること
④ 過去10年分のPT・OT国家試験出題画像の具体的な解答解説を掲載して、国家試験受験のために役立てられるようにすること

この「PT・OT 基礎から学ぶ 画像の読み方」の改訂第4版を全国の理学療法士・作業療法士養成校で教科書としてぜひ採用していただきたい。そして、できるだけ早い段階から本書を通して「画像を読み取る力」をしっかりと引き上げ、国家試験の合格はもちろんのこと、卒業後に臨床現場において思う存分活躍してくださることを心から願っております。

2025年3月

中 島 雅 美
中 島 晃 徳

改訂第4版の執筆にあたって

　筆者が学生だった約22年前，臨床実習で訪れた病院で，指導者の先生から次のような言葉をいただきました．

　「エックス線写真，CT画像，MRI画像は医師が読むものであって，理学療法士や作業療法士が読影できるような代物ではないよ．われわれの腕の見せどころは，画像所見なしに患者さんの状態をどこまで正確に把握できるかにあるんだ．」

　当時，その言葉にどこか違和感を覚えつつも，実際に画像をどのように活用できるのかは明確に示されていなかったため，納得せざるを得ませんでした．しかし，今振り返ると，それは当時の理学療法士・作業療法士の世界において，画像の活用方法がまだ十分に認識されていなかったことの表れだったのではないかと感じます．

　しかし，時代は変わりました．2020年4月以降の入学生に適用された理学療法士・作業療法士学校養成施設指定規則の改正により，専門基礎分野の「疾病の成り立ち及び回復過程の促進」に「医用画像の基礎」が，さらに専門分野の「理学療法評価学」および「作業療法評価学」に「医用画像の評価」が必修科目として追加されました．これにより，卒前教育における画像評価の重要性が大きく認識され，多くの関連テキストが刊行されるようになりました．しかし，それらの多くは医師によって執筆されており，理学療法士・作業療法士の学習に適しているとは言い難いものも少なくありませんでした．

　本書の第1版が刊行されたのは約11年前のことです．当時，理学療法士・作業療法士の卒前教育に焦点を当て，脳・運動器・内臓の画像評価を体系的に学べる書籍は，本書が唯一の存在でした．筆者も第1版に深く感銘を受け，改訂第2版から執筆に関わらせていただいております．

　本書は改訂のたびに，新たな画像の追加，レイアウトや解説文の改良，さらには最新の国家試験問題への対応を重ね，内容の充実を図ってきました．創刊以来，一貫して「シンプルで平易な解説」を心がけており，多くの画像評価のテキストが登場した現在においても，その価値は十分に保たれていると自負しています．

　本書は，画像評価に苦手意識を持つ方，難解に感じている方にこそ手に取っていただきたい一冊です．本書が，学生のみなさんの学びの助けとなることを心より願っております．

2025年3月

大　村　優　慈

PT・OT 基礎から学ぶ 画像の読み方

第1版 まえがき

　2000年以降の日本の医療の進歩はめざましく，特にME機器は，工学系の研究開発と連動して発展してきています．臨床現場でもますますペーパーレス化が進み，医療従事者は各々の仕事場のパソコン上で患者情報を検索・閲覧できるようになりました．患者情報の一つとして画像・映像があり，単純X線，X線CT，MRIの画像は直接リハビリテーション室で閲覧できるようになりました．当然，患者情報（画像および画像以外の情報を含む）を随時確認できる分，医師に限らずすべての医療スタッフには，それらの情報を読み取る知識・技術が求められるようになりました．

　臨床で活躍されているPT・OTの方々は，臨床の勉強会などで日々新しい知識を吸収されているでしょうが，今現在，PT・OTの養成校で学んでいる学生達は，学内で画像診断について学習し，卒業時には画像を読み取れるようになっていなければなりません．PT・OTの国家試験で画像問題が出題されるようになってすでに5年以上が経ちました．今後は，養成校内でも授業の一環として画像の読み方を教育していかなければならない時代となってきたのです．

　そこで，PT・OTを目指す学生達が基本的な画像の読み方を理解するための書籍として，本書を製作することに致しました．

　本書の特徴は以下のとおりです．

1. 基本的な画像の読み方を理解できるように，易しく説明している．
2. 実際に臨床で使用された単純X線，X線CT，MRIの画像を掲載している．
3. 1ページで，正常画像と病的画像を比較しながら説明している．
4. 病的画像の異常部位を示してわかりやすくしている．
5. 付録として「国家試験の画像問題」を掲載し，その解説を行っている．

　養成校学内での画像診断の学習，国家試験の画像問題の対策に本書をご活用いただき，画像が読めるPT・OTとして皆様方が養成校を巣立っていくことを願ってやみません．

2014年1月

中 島 雅 美

中 島 喜代彦

目次 Contents

第4版　まえがき …………………………………………………… iii
改訂第4版の執筆にあたって …………………………………… iv
第1版　まえがき …………………………………………………… v

序章

PT・OT のための
画像読影の基礎知識

■ エックス線画像の基本的なポイント …… x

■ 各画像の撮影方法 ……………………… x

■ リハビリテーション領域にかかわる代表的な
　MRI の撮像方法 ………………………… xi

■ 頭部画像の基本的な読影ポイント ……… xii

第1章
脳

正常像 脳 ……………………………………… 2

疾患像

1 （右）中大脳動脈閉塞 ………………………… 7

2 （両側）脳動脈硬化・（左）後大脳動脈閉塞 … 8

3 （両側）脳梗塞（前大脳動脈領域）………… 9

4 （右）脳梗塞（中大脳動脈領域）………… 10

5 （右）脳梗塞（後大脳動脈領域）………… 11

6 （両側）脳梗塞（境界領域）……………… 12

7 （左）脳梗塞（放線冠の下部領域 ①）…… 13

8 （右）脳梗塞（放線冠の下部領域 ②）…… 14

9 （多発性）脳梗塞 ………………………… 15

10 （右）脳梗塞（内包膝～内包後脚領域）… 16

11 （右）脳梗塞（側頭葉～後頭葉，中脳）… 17

12 （左）脳梗塞（橋）……………………… 18

13 （右）脳梗塞（小脳半球）……………… 19

14 （左）被殻出血 …………………………… 22

15 （左）視床出血 …………………………… 23

16 小脳出血（虫部）………………………… 24

17 小脳出血（虫部～左半球）……………… 25

18 脳幹（橋）出血 …………………………… 26

19 （左）皮質下出血（前頭葉）……………… 27

20 くも膜下出血 ……………………………… 28

21 くも膜下出血（コイリング術後）……… 29

22 正常圧水頭症 ……………………………… 30

23 （左）慢性硬膜下血腫 …………………… 31

24 （右）急性硬膜下血腫・（両側）脳挫傷… 32

25 （左）急性硬膜外血腫 …………………… 33

26 脳腫瘍（神経膠腫）……………………… 34

27 Alzheimer 型認知症（急性硬膜外血腫術後）
　　　アルツハイマー

　　　………………………………………………… 35

28 前頭側頭型認知症 ………………………… 36

コラム①　観念運動失行 …………………… 20

コラム②　運動失調 ………………………… 21

第2章

体幹（肋骨・脊椎）

正常像 脊椎 …………………………… 38
疾患像
1 肋骨骨折（第8・9・12肋骨骨折）…… 42
2 頸椎椎間板ヘルニア ……………… 43
3 頸椎症性脊髄症 …………………… 44
4 頸椎症性神経根症 ………………… 45
5 後縦靱帯骨化症 …………………… 46
6 Arnold-Chiari 奇形 ……………… 47
アーノルド キアリ
7 脊髄空洞症 ………………………… 48
8 腰椎圧迫骨折 ……………………… 49
9 腰椎変性分離症（第5腰椎変性分離症）50
10 脊椎すべり症 ……………………… 51
11 腰椎椎間板ヘルニア ……………… 52
12 後縦靱帯骨化症 …………………… 53
13 脊柱管狭窄症 ……………………… 54
14 強直性脊椎炎 ……………………… 55
15 特発性側弯症 ……………………… 56

Topics Cobb 法 ………………………… 56

第3章

四肢（上肢・下肢）

正常像 上肢 …………………………… 58
疾患像：上肢
1 （右）肩甲骨骨折 ………………… 62
2 （右）鎖骨骨折 …………………… 63
3 （左）肩鎖関節脱臼 ……………… 64
4 （左）肩甲上腕関節脱臼 ………… 65
5 （右）肩腱板断裂 ………………… 66
6 （左）上腕骨骨頭骨折 …………… 67
7 （右）上腕骨外科頸骨折 ………… 68
8 （右）上腕骨近位端骨折 ………… 69
9 （右）上腕骨骨幹部骨折（らせん骨折）… 70
10 （左）上腕骨顆上骨折 …………… 71
11 （右）上腕骨内顆骨折 …………… 72
12 （左）上腕骨外顆骨折 …………… 73
13 （左）尺骨肘頭骨折 ……………… 74
14 （左）尺骨骨幹部骨折 …………… 75
15 （右）橈骨骨幹部骨折 …………… 76
16 （右）Monteggia 骨折（尺骨骨幹部骨折および
モンテジア
橈骨頭脱臼） ……………… 77
17 （左）Galeazzi 骨折〔遠位橈尺関節脱臼（手
ガレアッチ
関節脱臼）を伴う橈骨骨幹部骨折〕 … 78
18 （左）Colles 骨折（橈骨遠位端背側転位骨折）…79
コーレス
19 （左）Smith 骨折（橈骨遠位端掌側転位骨折）… 80
スミス

contents

20 （左掌側）バートン Barton 骨折（橈骨遠位端関節内骨折）
　　…………………………… 81
21 （右）ベネット Benet 骨折 ……………… 82
22 （右）ボクサー骨折（中手骨頸部骨折）… 83
23 （左）（骨性）マレット変形（槌指）（DIP 関節内の骨折）
　　つちゆび
　　内の骨折） ………………………… 84
24 （右）（母指）Z 変形（ダックネック変形） 85
25 （右）（第 2 〜 5 指）ボタンホール変形… 86

正常像 下枝 …………………………… 88
疾患像：下枝
1 （右）恥骨骨折 ………………………… 90
2 （右）ペルテス Perthes 病 ………………… 91
3 （両側）発育性股関節形成不全 ………… 92
4 （両側）大腿骨頭すべり症 …………… 93
5 （左）変形性股関節症 ………………… 94
6 （両側）人工股関節置換術 …………… 95
7 （両側）大腿骨頸部内側骨折 ………… 96
8 （左）大腿骨転子部骨折 ……………… 97
9 （左）大腿骨転子下（近位 1/3 部）骨折 98
10 （右）大腿骨骨幹部骨折 ……………… 99
11 （右）大腿骨外側上顆骨折 …………… 100
12 前十字靱帯損傷 ……………………… 101
13 後十字靱帯損傷 ……………………… 102

14 （右）内側・外側の半月板損傷 ………… 103
15 （右）変形性膝関節症 ………………… 104
16 （右）変形性膝関節症／（右）人工膝関節全置
　　換術 …………………………………… 105
17 （左）オスグッド シュラッター Osgood-Schlatter 病 …………… 106
18 脛骨中下 1/3 骨折および腓骨骨折 … 107
19 （右）腓骨外果骨折 …………………… 108
20 関節リウマチ（左足部）……………… 109

第 4 章

胸部（肺・心臓）

正常像 胸部 ……………………………… 112
■ 胸部画像の基本的な読影ポイント …… 112
疾患像：肺
1 肺気腫 …………………………………… 115
2 肺線維症 ……………………………… 116
3 胸水・肺水腫 ………………………… 117
4 気胸 …………………………………… 118
疾患像：心臓
1 （心臓弁膜症による）心拡大 ………… 119
2 心タンポナーデ ……………………… 120

付録　第 50〜59 回国試精選問題集 ……………………………………………… 121
解答用紙　153 ／ 解答　154
索引　155

MEMO

序章

PT・OTのための
画像読影の基礎知識

■エックス線画像の基本的なポイント

　エックス線は電磁波の一種で，通常目にする可視光の 1/1,000 ～ 1/100,000 と波長が短く透過力が優れている．物質の密度によってエックス線の透過性が変わり，物質密度が大きいもの（例：金属，血液，骨など）ほど透過しにくく白く写り，これを**高吸収**という．また，物質密度が小さいもの（例：空気，水など）ほど透過しやすく黒く写り，これを**低吸収**という．ただ，エックス線は人体に有害（被曝）であることも知られている．しかし，それ以上に有益な情報を得ることができるので，なるべく被曝を抑えて最適なエックス線画像を得るような工夫がされている．

■各画像の撮影方法

1）エックス線 CT（コンピュータ断層撮影）

　180°または 360°の方向からエックス線撮影を行い，その後，コンピュータにて再構成の処理をし，物体の内部構造を画像化する方法である．

2）MRI（磁気共鳴画像法）

　磁気と電磁波を利用して画像を得る方法である．原理としては，強力な磁石でできた装置の中で生体に電磁波（ラジオ波）を照射して，体内の水素原子核を共鳴させ，その後，ラジオ波を切った際に水素原子核が元に戻る（緩和される）とき，放出するエネルギーの大きさや速度をコンピュータが分析して生体の内部構造を画像化する方法である．

3）MRA（MRI 装置を使用した血管撮像）

- MRA 検査では造影剤を使用せずに血管を描出できる．
- くも膜下出血の原因の一つである未破裂脳動脈瘤や脳動脈奇形でみられるナイダスなどを早期に発見することができる．

正常（正面像）　　　　　　　　　　　正常（軸位像）

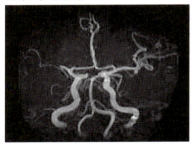 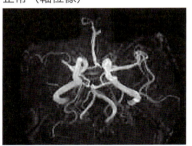

序章　PT・OTのための画像読影の基礎知識

〔参考〕脳血管構造

ウィリス動脈輪
- イギリスの臨床医学者トーマス・ウィリス（発見者）の名前に由来している．
- 脳血液循環の調節機能をもつ脳動脈である．
- 内頸動脈系（前方系）と椎骨脳底動脈系（後方系）は，後交通動脈によって脳底部でつながっている．
- 左右の内頸動脈系は前交通動脈によって連絡している．
- 脳全体に血液を均等に分配する．

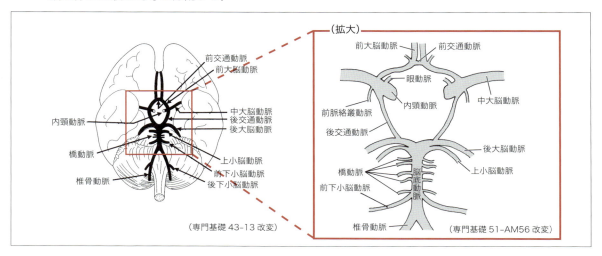

■ リハビリテーション領域にかかわる代表的なMRIの撮像方法

1）T1強調画像（T1WI）

エックス線CT画像に近似した画像．大脳皮質や白質の解剖学的な構造を捉えるうえで有用である．
- 高信号域（白色）＝出血部位（亜急性期），脂肪
- 低信号域（黒色）＝水（脳脊髄液）

2）T2強調画像（T2WI）

多くの病変（梗塞，浮腫，腫瘍，脱髄など）の診断に有用な画像である．
- 高信号域（白色）＝多くの病変（梗塞，浮腫，腫瘍，脱髄），水（脳脊髄液，関節液）
- 低信号域（黒色）＝出血部位（急性期），石灰化した部位，線維組織

3）T2＊（スター）強調画像（T2＊WI）

(1) T2＊強調画像の長所
- 新旧の出血病変の描出能が高い．
- 「微小出血」「血管腫」「びまん性軸索損傷」における「微小出血巣」の検出能が優れている．
- 特に「潜在性脳内出血」の診断が容易である．
- 「陳旧性微小出血」がT2＊強調画像にてのみ明瞭に描出される．
- 撮像時間が短い（体動のある患者や不穏のある患者に行いやすい）．

（2）T2＊強調画像の短所

- ・磁化率アーチファクトの影響を受けやすい．
- ・血腫形状を正確に把握できない（実際よりも大きく描出される）．

4）水抑制画像（FLAIR 画像）

　T2WI の水（脳脊髄液など）からの信号を抑制した画像である．脳脊髄液が黒く描出されるため，脳室や脳溝と接した病変を特定しやすい．

5）拡散強調画像（DWI）

　水分子の拡散運動を画像化したもので，拡散運動が低下した部位が高信号で描出される．CT 画像や他の MRI 画像では描出困難な超急性期（発症直後）の脳虚血病変の診断に有用である．

- ・高信号域（白色）＝超急性期および急性期の脳梗塞部位

■頭部画像の基本的な読影ポイント

その１：患者の病態や経過などの情報収集を行う！

　エックス線 CT や MRI などの画像のみを見て，患者のリハビリテーションの目標やプログラムを設定・立案することは危険である．現病歴や各種検査，理学所見などを十分に把握したうえで，画像を診断し，これらを決定するべきである．たとえ，画像から読み取れる情報が典型的なものだとしても，患者の訴える症状と完全に一致しないこともある．特に再発例や神経系疾患を合併する場合は，多面的に捉える必要がある．

　国家試験の場合も，設問内に必ず患者の病態や経過などの情報が記載されているので，それらを理解したうえで，画像の診断に臨んでもらいたい．

| | エックス線 CT 画像 | MRI 画像 | | | | |
		T1WI	T2WI	T2＊WI	FLAIR	DWI
画像				（疾患像）		（疾患像(PT53-AM6)）
白	（高吸収）出血部位（急性期）	（高信号）出血部位（亜急性期）脂肪，骨髄	（高信号）水（脳脊髄液，関節液）梗塞，囊胞，脱髄，腫瘍（やや白）	（高信号）水（脳脊髄液）	（高信号）梗塞（急性期～亜急性期）	（高信号）梗塞（超急性期※）
黒	（低吸収）水（脳脊髄液）梗塞	（低信号）水（脳脊髄液，関節液）梗塞，囊胞，骨，空気，靱帯，腫瘍（やや黒）	（低信号）出血部位（急性期，慢性期）脂肪（やや黒）筋肉（やや黒）骨，空気	（低信号）微小出血	（低信号）水（脳脊髄液）陳旧性梗塞（液化空洞）	（低信号）水（脳脊髄液）

※超急性期の梗塞を描出するのは DWI のみである．

序章　PT・OTのための画像読影の基礎知識

その2：各部位の位置と形状が左右対称になっているかどうかを確認する！

　頭部画像の大半は横断像である．横断像では，頭部を下側から見ている．まず正中線で左右を分け，各部位が左右対称に存在しているかどうかを"丁寧"に確認する．脳実質，脳室，脳溝などで左右の形状に違いがある場合は，まずその部位に病変があることを疑ってみよう！

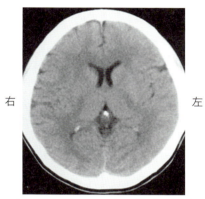
▲正常な脳のエックス線CT画像

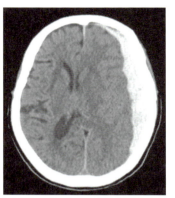
▲各部位の位置と形状が左右非対称の脳のエックス線CT画像

その3：左右で色調の違いがないかどうかを確認する！

　その2で各部位の位置や形状を確認したら，次に画像の色調が左右で対称になっているかどうかを確認する．例えばエックス線CT画像では，脳実質は灰色，脳室は黒色，骨は白色で描出される．PT・OTは臨床において，脳内出血に代表される出血性病変と，脳梗塞のような虚血性病変に遭遇することが大半である．そのため，まずは脳実質を大まかに見て，高吸収域（色調は白色）＝出血，低吸収域（色調は黒色）＝虚血という視点から画像を診断するとよいであろう．ただし，MRI画像の場合は撮像方法によって色調が変わるので注意が必要である．

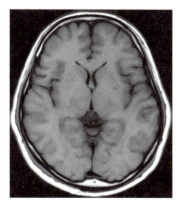
▲正常な脳MRIの画像（T1WI）

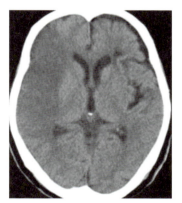
▲色調が左右非対称の脳のエックス線CT画像

その4：側脳室をみて画像のスライスレベルを判定する！

脳画像で最も明瞭に描出される構造は脳室である．画像のスライスレベルは側脳室を見て判定するとよい．

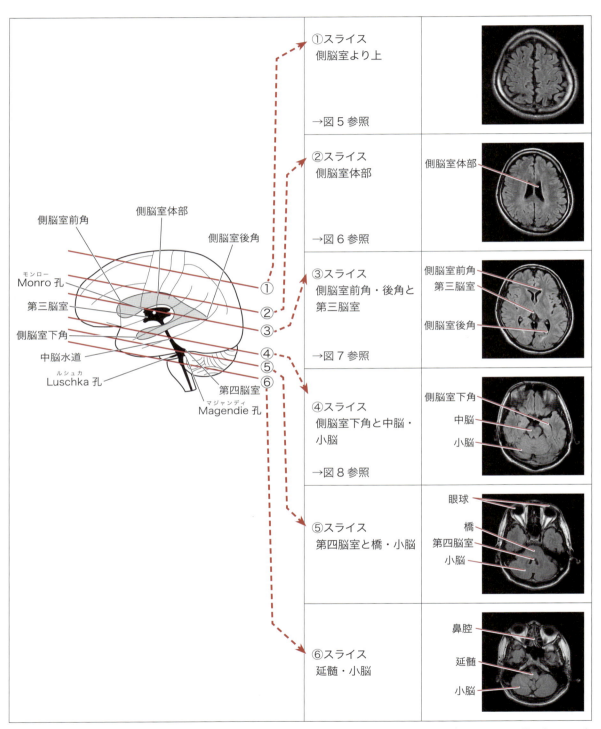

図1　各スライスレベルの側脳室　　　　　　　　　　　　　　　　　　　　　　すべてMRI画像（FLAIR）

序章 PT・OTのための画像読影の基礎知識

その5：病巣部位を同定しよう！

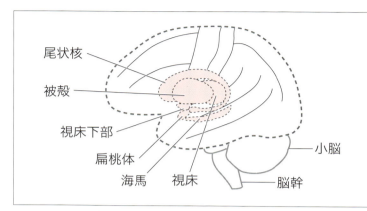

- 脳の深部には大脳基底核（尾状核，被殻，淡蒼球），間脳（視床，視床下部），大脳辺縁系（扁桃体，海馬）が存在する．

図2 皮質下の構造

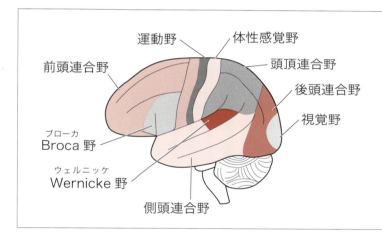

- 運動野は前頭葉後部（中心前回後部）に，体性感覚野は頭頂葉前部（中心後回）に存在する．
- 視覚野は主に後頭葉内側面に存在し，外側面は連合野が主である．
- Broca野は前頭葉下部（下前頭回後部），Wernicke野は側頭葉上後部（上側頭回後部）に存在する．

図3 大脳皮質外側面

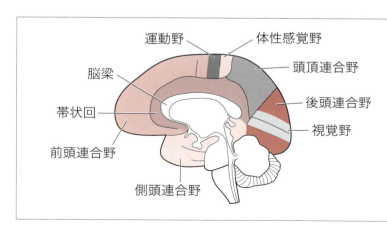

- 脳梁の周囲には帯状回が存在する．
- 運動野および感覚野の内側面は下肢の領域である．
- 視覚野は後頭葉内側面の鳥距溝の周囲に存在する．

図4 大脳皮質内側面

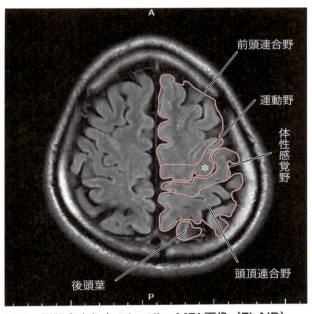

- 手指運動野（＊）は後方に丸く突出しているため容易に同定できる．
- 突出部の後方が頭頂葉で，前方が前頭連合野である．

図5　側脳室より上のレベル：MRI画像（FLAIR）

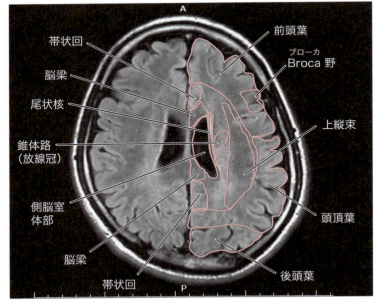

- 前半分が前頭葉，後ろ半分が頭頂葉と後頭葉である．
- 側脳室体部中央部のやや外側を錐体路（放線冠）が通過する．その外側を，前頭葉と頭頂・後頭・側頭葉を連絡する上縦束が通る．
- 左右の大脳半球を連絡しているのは脳梁であり，その前後に帯状回が存在する．

図6　側脳室体部のレベル：MRI画像（FLAIR）

序章 **PT・OTのための画像読影の基礎知識**

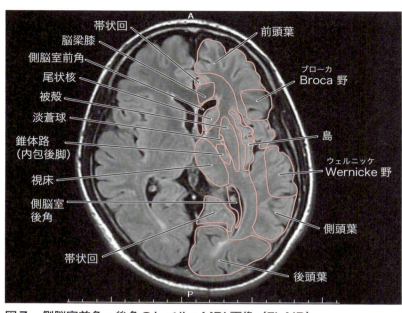

- 尾状核，レンズ核（被殻・淡蒼球），視床に囲まれた「く」の字の領域が内包である．
- 錐体路は内包後脚の中央部を通過する．
- 側脳室前角の外側にBroca野が，外側溝の後部にWernicke野が存在する．
- レンズ核の外側には島が存在する．

図7　側脳室前角・後角のレベル：MRI画像（FLAIR）

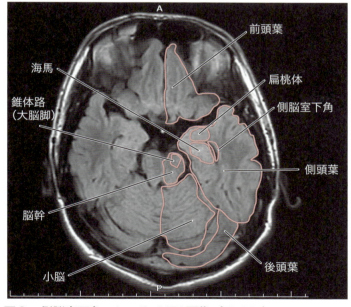

- 側脳室下角の前内側に扁桃体，後内側に海馬が存在する．
- 小脳と脳幹もみられる．
- 錐体路は脳幹の前方を通過しており，中脳では大脳脚の中央部を通る．

図8　側脳室下角のレベル：MRI画像（FLAIR）

その６：病巣と症状を結び付けよう！

病巣部位の同定ができたら，次の表を参照し，対応する症状と結び付けよう．

〈病巣と症状の一覧表〉

領域1	領域2	領域3	症状
前頭葉	一次運動野	外側部	顔面の運動麻痺
		上外側部	上肢の運動麻痺
		上部	体幹の運動麻痺
		内側部	下肢の運動麻痺
	前頭連合野	背外側部	思考，計画等の障害，保続
		内側部	把握反射，行為の抑制障害
		眼窩部	人格変化
		ブローカ Broca 野	Broca 失語
頭頂葉	体性感覚野	外側部	顔面の感覚障害
		上外側部	上肢の感覚障害
		上部	体幹の感覚障害
		内側部	下肢の感覚障害
	頭頂連合野	優位半球外側部	観念失行
			観念運動失行
			ゲルストマン Gerstmann 症候群
			構成障害
		劣位半球外側部	半側空間無視
			着衣失行
			構成障害
		劣位半球内側部	道順障害
後頭葉	視覚野		同名半盲
	後頭連合野		視覚失認
側頭葉	聴覚野	両側障害	難聴
	側頭連合野	ウェルニッケ Wernicke 野	Wernicke 失語
		優位半球内側部	物体失認
			純粋失読
		劣位半球内側部	相貌失認
			街並失認
島			プッシャー pusher 現象
		劣位半球	病態失認

（大脳皮質外側面）

運動野　体性感覚野　頭頂連合野　後頭連合野　視覚野　前頭連合野　ブローカ Broca 野　ウェルニッケ Wernicke 野　側頭連合野

（大脳皮質内側面）

運動野　体性感覚野　頭頂連合野　後頭連合野　視覚野　脳梁　帯状回　前頭連合野　側頭連合野

（大脳の冠状断面図）

大脳皮質（灰白質）　髄質（白質）　側脳室　視床　島回（島皮質）　大脳基底核　尾状核　被殻　線条体　淡蒼球（外節）　淡蒼球（内節）　視床下核（間脳）　黒質（中脳）

序章 PT・OT のための画像読影の基礎知識

領域1	領域2	領域3	症状	
辺縁系	帯状回	前部	アパシー（無気力，感情鈍麻）	
		後部	記憶障害	
	海馬		記憶障害	
	扁桃体		情動障害	
脳室	側脳室	前角 体部 三角部 後角 下角	血腫の脳室穿破 → 水頭症	
	第三脳室			
	第四脳室			
大脳基底核	尾状核		錐体外路症状	
	被殻			
	淡蒼球			
間脳	視床		意識障害，注意障害，情動障害，記憶障害，pusher 現象，運動失調，不随意運動，体性感覚障害，視床痛，同名半盲	
		優位半球	視床失語	
		劣位半球	半側空間無視	
	視床下部		自律神経障害，意識障害	

辺縁系図：帯状回前部，帯状回後部，脳梁，中隔，嗅傍野，嗅索，嗅球，海馬傍回，歯状回，海馬，鉤，扁桃体，前頭葉眼窩後部

脳室図：側脳室前角，側脳室体部，側脳室後角，モンロー Monro 孔，第三脳室，側脳室下角，中脳水道，ルシュカ Luschka 孔，第四脳室，マジャンディ Magendie 孔

大脳基底核図：大脳皮質（灰白質），大脳基底核，髄質（白質），尾状核／被殻 線条体，淡蒼球（外節），淡蒼球（内節），側脳室，視床，島回（島皮質），黒質（中脳），視床下核（間脳）（大脳の冠状断面図）

間脳図：尾状核，被殻，視床下部，扁桃体，海馬，視床，小脳，脳幹

領域1	領域2	領域3	症状	
テント下（脳幹）	脳幹	中脳 橋 延髄	眼球運動障害，複視，意識障害， 運動麻痺，感覚障害，運動失調	
	小脳	半球	運動失調（上下肢），構音障害，遂行機能障害	
		虫部	運動失調（体幹），情動障害	
連合線維	上縦束	優位半球	観念運動失行，伝導失語	
		劣位半球	半側空間無視	
交連線維	脳梁		脳梁離断症状	
錐体路	一次運動野			
	放線冠			
	内包後脚			
	大脳脚（中脳）		運動麻痺	
	橋底部			
	錐体（延髄）			

第 1 章

脳

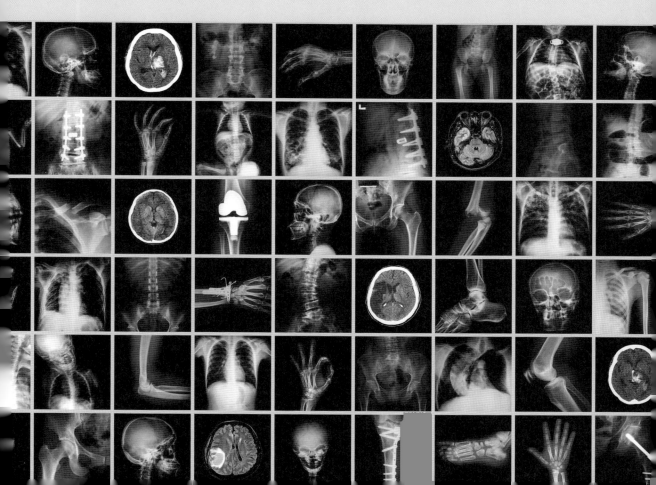

正常像 脳

1 脳動脈：正面像
MRA

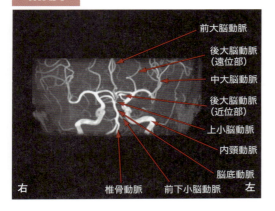

前大脳動脈
後大脳動脈（遠位部）
中大脳動脈
後大脳動脈（近位部）
上小脳動脈
内頸動脈
脳底動脈
椎骨動脈　前下小脳動脈
右　左

2 脳動脈：軸位像
MRA

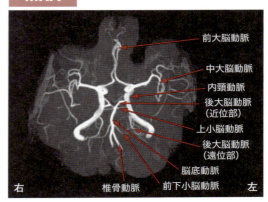

前大脳動脈
中大脳動脈
内頸動脈
後大脳動脈（近位部）
上小脳動脈
後大脳動脈（遠位部）
脳底動脈
椎骨動脈　前下小脳動脈
右　左

スライスレベル①：側脳室より上

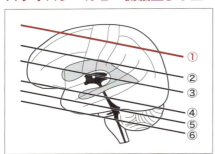

※序章図1参照

3 エックス線CT画像

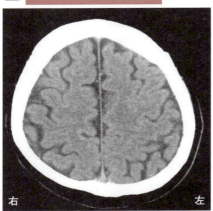

右　左

4 MRI（FLAIR画像）

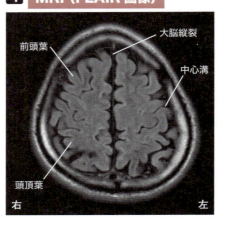

大脳縦裂
前頭葉
中心溝
頭頂葉
右　左

2

第1章 脳

スライスレベル②：側脳室体部

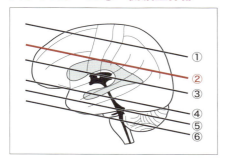

※序章図1参照

5 エックス線CT画像

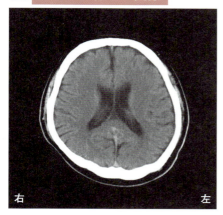

右　左

6 MRI（T2WI）

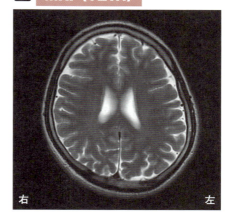

右　左

7 MRI（FLAIR画像）

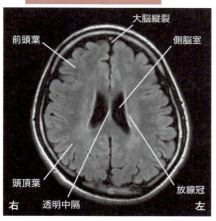

前頭葉　大脳縦裂　側脳室　頭頂葉　透明中隔　放線冠

右　左

8 MRI（DWI）

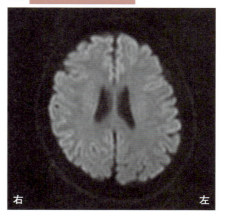

右　左

正常像　脳

スライスレベル③：側脳室前角・後角，第三脳室

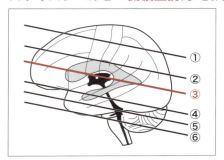

※序章図1参照

⑨ エックス線CT画像

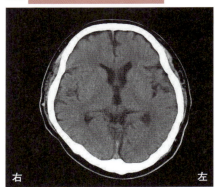

⑩ スライスレベル③より少し上

MRI（T1WI）

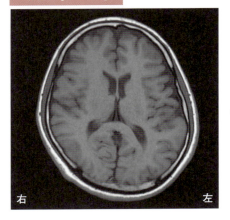

⑪ MRI（T2WI）

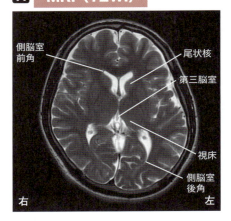

側脳室前角／尾状核／第三脳室／視床／側脳室後角

⑫ MRI（FLAIR画像）

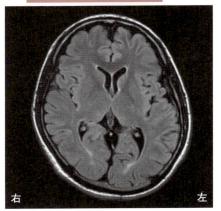

⑬ スライスレベル③より少し上

MRI（DWI）

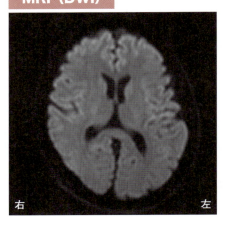

第1章 脳

スライスレベル④：側脳室下角と中脳・小脳

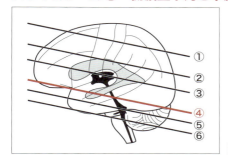

※序章図1参照

14 エックス線CT画像

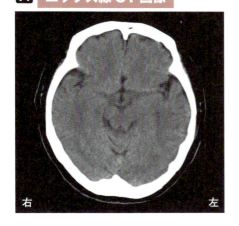

15 スライスレベル④より少し上
MRI（FLAIR画像）

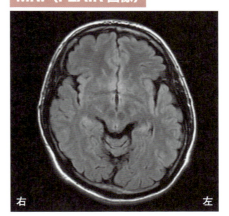

16 MRI（FLAIR画像）

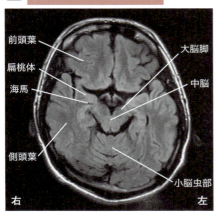

前頭葉／扁桃体／海馬／側頭葉／大脳脚／中脳／小脳虫部

17 MRI（DWI）

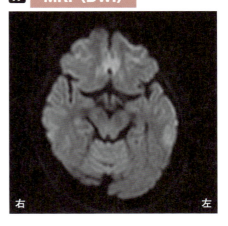

正常像　脳

スライスレベル⑤：第四脳室と橋・小脳

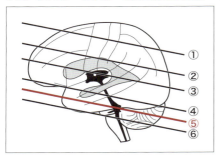

※序章図1参照

18 エックス線CT画像

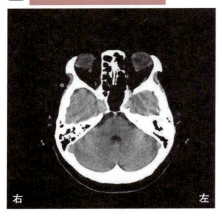

19 MRI（T1WI）

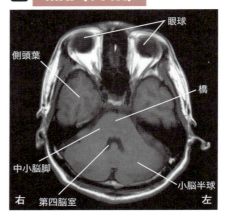

眼球
側頭葉
橋
中小脳脚
第四脳室
小脳半球

20 スライスレベル⑤より少し上
MRI（T2WI）

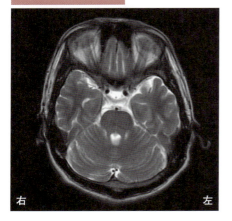

21 スライスレベル⑤より少し下
MRI（FLAIR画像）

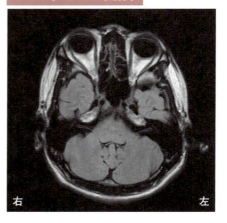

疾患像　　　　　　　　　　　　　　　　　　　　第1章　脳

1 （右）中大脳動脈閉塞

→ 正常像：2頁 **1**, **2** 参照

MRA 正面像　　　　　　　　　　　**MRA** 軸位像

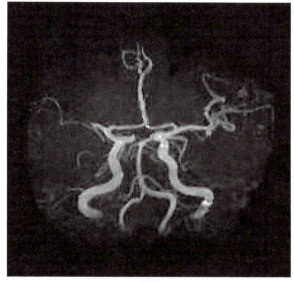

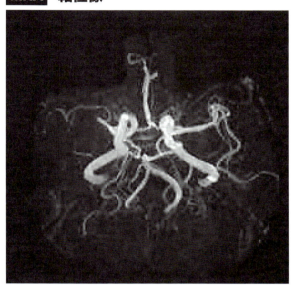

解説図　　　　　　　　　　　　　　解説図

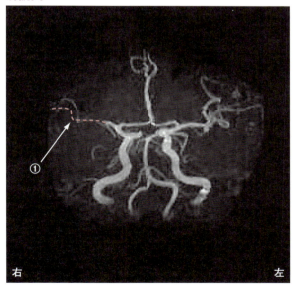

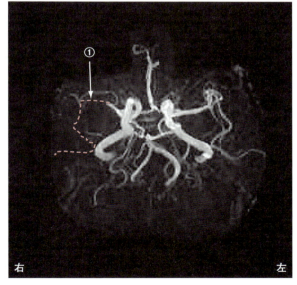

右　　　　　　　　　　　左　　　　右　　　　　　　　　　　左

- ①：右中大脳動脈の閉塞（脳梗塞）により，遠位部の描出が不良である．
- 脳梗塞（中大脳動脈領域）の症状は p.10 参照

7

疾患像

2 （両側）脳動脈硬化・（左）後大脳動脈閉塞

→ 正常像：2頁 **1**, **2** 参照

MRA 正面像

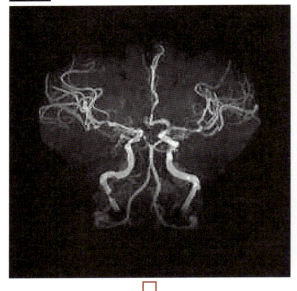

MRA 軸位像

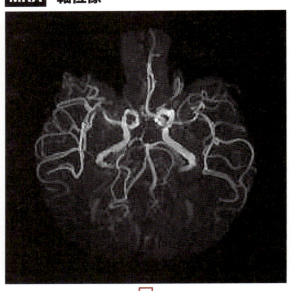

解説図

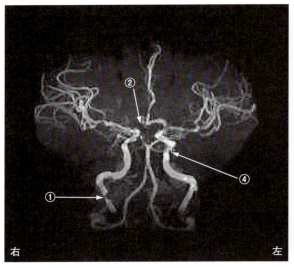

解説図

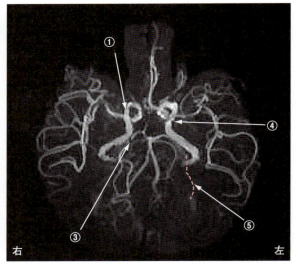

読み方
- 閉塞部位・狭窄部位は撮像されず，欠けて見える．
- ①：右内頸動脈に狭窄がみられる．
- ②：右前大脳動脈の近位部は欠損している．
- ③：右後大脳動脈に狭窄がみられる．
- ④：左内頸動脈に狭窄がみられる．
- ⑤：左後大脳動脈の遠位部が描出されていない（閉塞）．

第1章 脳

3 （両側）脳梗塞（前大脳動脈領域）

→ 正常像：2頁 4, 3頁 7 参照

MRI（FLAIR画像）
※高信号（白）：陳旧性梗塞の辺縁部，大脳白質病変
※低信号（黒）：陳旧性梗塞（液化空洞）

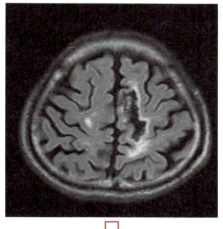
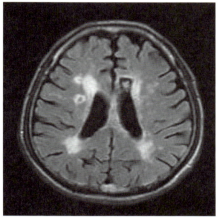

解説図

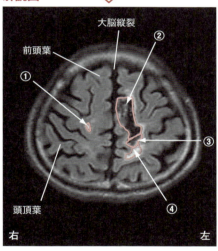
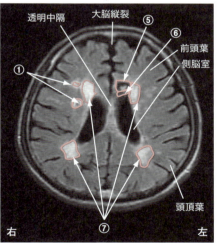

読み方
- ①：右前頭葉皮質下の高信号（白）：ラクナ梗塞[※1]：脳血管性認知症，パーキンソニズム
- ②〜⑥：高信号（白）に囲まれた低信号（黒）の陳旧性梗塞がみられる．
- ②：左前頭葉内側部の梗塞（陳旧性）：把握反射，強制把握，道具の強迫的使用，超皮質性運動失語
- ③：左運動野内側部の梗塞（陳旧性）：右下肢・体幹の運動麻痺
- ④：左体性感覚野内側部の梗塞（陳旧性）：右下肢・体幹の感覚障害
- ⑤：左帯状回前部の梗塞（陳旧性）：アパシー[※2]
- ⑥：左脳梁の梗塞（陳旧性）：脳梁離断症状
- ⑦：側脳室周囲の高信号（白）：側脳室周囲白質病変（PVH）：認知機能・歩行能力の低下

[※1] **ラクナ梗塞**……脳の深い部分に発症する小さな（15 mm 未満）梗塞
[※2] **アパシー**……無気力，感情鈍麻

9

疾患像

4 (右) 脳梗塞 (中大脳動脈領域)

→ 正常像：3頁 6, 4頁 11 参照

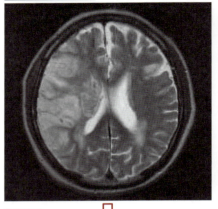
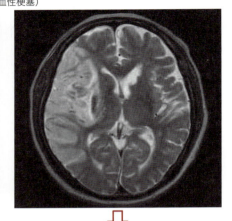

※高信号（白）：梗塞部，大脳白質病変
※低信号（黒）：血腫（出血性梗塞）

MRI (T2WI)

解説図

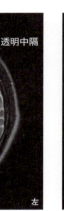
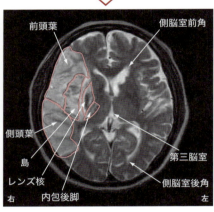

左側画像ラベル：大脳縦裂／前頭葉／透明中隔／頭頂葉／上縦束／側脳室周囲／放線冠／尾状核
右側画像ラベル：前頭葉／側脳室前角／側頭葉／島／レンズ核／内包後脚／第三脳室／側脳室後角

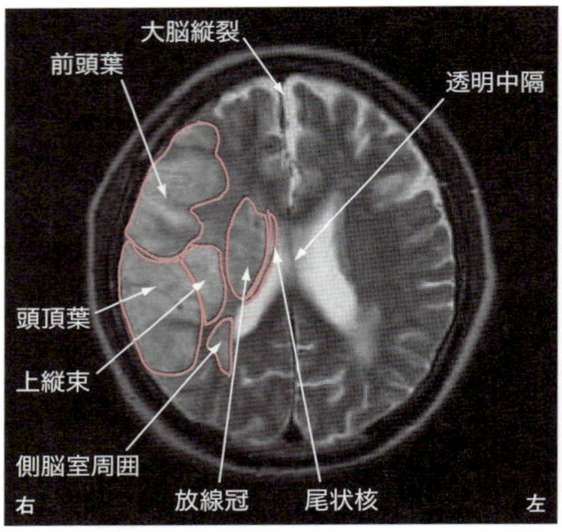

読み方

- 右の大脳皮質外側部（前頭葉，頭頂葉，側頭葉），上縦束，放線冠，尾状核に高信号（白）の梗塞がみられる．
- 側脳室後部の周囲に高信号（白）の白質病変（PVH）がみられる．
- 島とレンズ核には高信号（白）の梗塞に低信号（黒）の血腫が混在しており，出血性梗塞を呈していることがわかる．
- 内包後脚はレンズ核出血による浮腫によって高信号（白）を呈している．
- 右前頭葉の梗塞：遂行機能障害（保続，注意障害，作業記憶障害，意思決定の障害など），半側空間無視
  【左の場合】遂行機能障害，Broca 失語
- 右頭頂葉の梗塞：半側空間無視，構成障害，着衣失行
  【左の場合】観念運動失行，観念失行，構成障害，Gerstmann 症候群
- 右上縦束の梗塞：半側空間無視　【左の場合】観念運動失行，伝導失語
- 側脳室周囲の白質病変（PVH）：認知機能・歩行能力の低下
- 右放線冠の梗塞：左片麻痺，感覚障害
- 右尾状核の梗塞：錐体外路症状
- 右側頭葉の梗塞：半側空間無視　【左の場合】Wernicke 失語
- 右島の出血性梗塞：pusher 現象，病態失認　【左の場合】pusher 現象
- 右レンズ核（被殻・淡蒼球）の出血性梗塞：錐体外路症状
- 右内包後脚の浮腫：左片麻痺，感覚障害

第 1 章 脳

5 （右）脳梗塞（後大脳動脈領域）

→ 正常像：4頁 13, 5頁 17 参照

MRI（DWI） ※高信号（白）：梗塞部

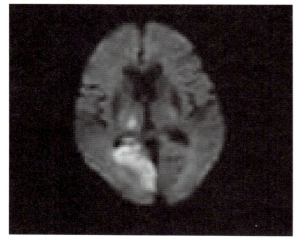
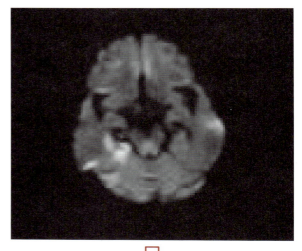

解説図

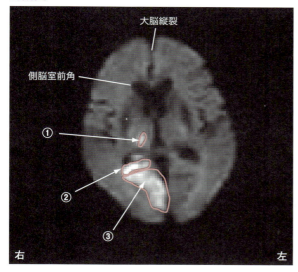
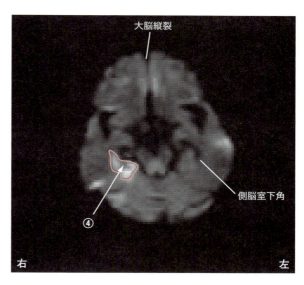

 読み方
- ①：右視床の梗塞：左の運動失調，感覚障害，半側空間無視
  【左の場合】右の運動失調，感覚障害，視床失語
- ②：右帯状回後部の梗塞：記憶障害，道順障害
- ③：右視覚野（周辺視野）の梗塞：左の同名半盲（黄斑回避）
- ④：右側頭葉内側（海馬を含む）の梗塞：記憶障害，街並失認，相貌失認
  【左の場合】記憶障害，物体失認，純粋失読

11

疾患像

6 （両側）脳梗塞（境界領域）

→ 正常像：3頁 7 参照

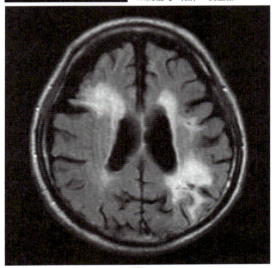

MRI（FLAIR画像）　※高信号（白）：梗塞部

解説図

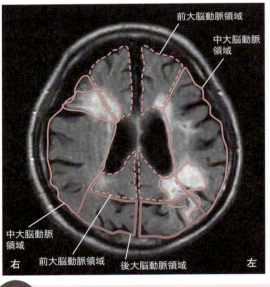

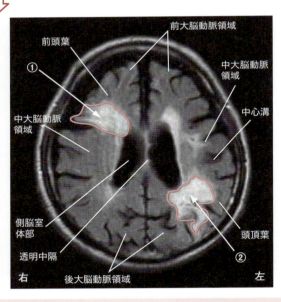

読み方
- 右の前大脳動脈（ACA）と中大脳動脈（MCA）の境界領域※（①），左の中大脳動脈（MCA）と後大脳動脈（PCA）の境界領域（②）に高信号（白）の梗塞がみられる．
- ①：右前頭葉の梗塞：遂行機能障害（保続，注意障害，作業記憶障害，意思決定の障害など）半側空間無視
- ②：左頭頂葉後部，左後頭葉前部の梗塞：観念運動失行，観念失行，構成障害，Gerstmann（ゲルストマン）症候群，視覚失認

※ **境界領域**……分水嶺（ぶんすいれい）ともいう．

第 1 章 脳

7 (左) 脳梗塞 (放線冠の下部領域 ①)

→ 正常像：3 頁 8 参照

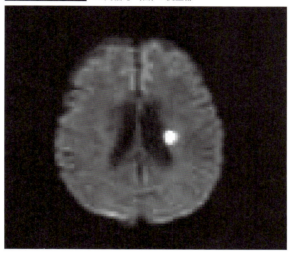

解説図

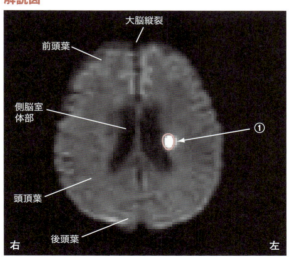

- ①：左放線冠の梗塞：右片麻痺
- 拡散強調画像にて①左放線冠に長径 12 mm の高信号 (白) の梗塞がみられる．長径 15 mm 未満のためラクナ梗塞と考えられる．

疾患像

8 （右）脳梗塞（放線冠の下部領域 ②）

→ 正常像：3頁 8，5 参照

MRI（DWI） 発症当日 ※高信号（白）：梗塞部

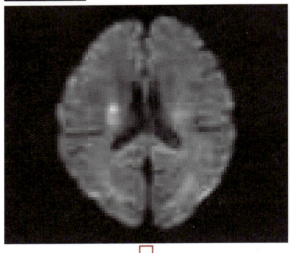

エックス線CT画像 発症5日後 ※低吸収域（黒）：梗塞部

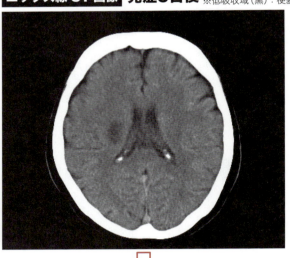

解説図

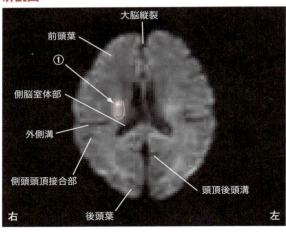

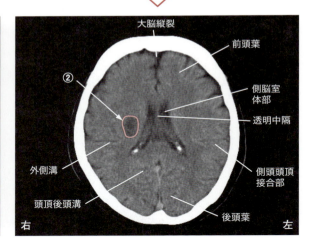

 読み方

- ①，②：右放線冠の梗塞：左片麻痺
- 発症当日の MRI（DWI）にて①右放線冠に長径 14 mm の高信号（白）の梗塞がみられる．
- 発症5日後のエックス線CTにて②右放線冠に長径 19 cm に拡大した低吸収域（黒）の梗塞がみられる．
- 分枝粥腫型梗塞（BAD）は穿通枝動脈起始部がアテローム性に狭窄・閉塞することで生じる脳梗塞であり，進行性の経過をとることが多く，梗塞巣の長径が 15 mm 以上になる点で，ラクナ梗塞と区別される．
- 本症例は進行性の経過をたどっていること，病巣の長径が 15 mm 以上であることから，BAD と考えられる．

9 （多発性）脳梗塞

→ 正常像：3頁 7，4頁 12 参照

MRI（FLAIR画像） ※高信号（白）：梗塞部，大脳白質病変

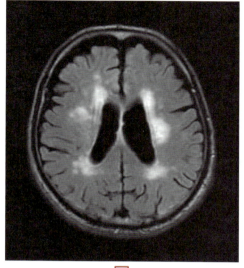

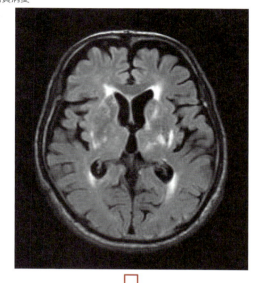

解説図

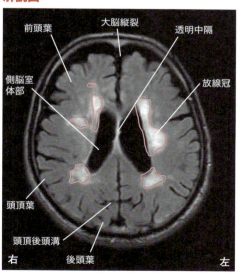

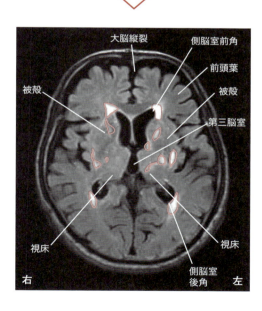

 読み方
- 大脳白質，大脳基底核（尾状核，被殻など）視床に高信号（白）の多発性脳梗塞がみられる．
- 側脳室前角・後角周囲に高信号（白）の白質病変がみられる．
- 多発性の梗塞：脳血管性パーキンソニズム，脳血管性認知症

疾患像

10 （右）脳梗塞（内包膝～内包後脚領域）

→ 正常像：4頁 12 参照

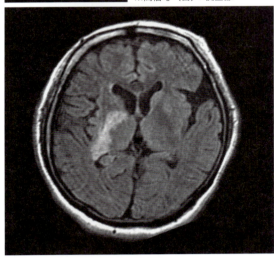

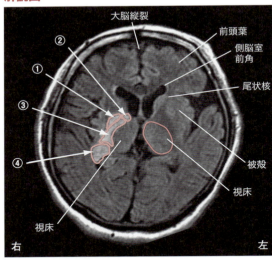

（船橋市立リハビリテーション病院　加辺憲人氏より提供）

- 右の①淡蒼球，②内包膝，③内包後脚，④内包レンズ核後部に高信号（白）の梗塞がみられる．
- ①：右淡蒼球の梗塞：錐体外路症状
- ②：右内包膝の梗塞：遂行機能障害：前頭前野と視床や脳幹を連絡する神経線維の損傷による（以前は顔面筋を支配する皮質延髄路は内包膝を通過すると考えられていたが，最近では内包後脚を通過すると考えられている）．
- ③：右内包後脚の梗塞：左片麻痺，感覚障害
- ④：右内包レンズ核後部の梗塞：左の視野障害

第1章 脳

11 （右）脳梗塞（側頭葉～後頭葉，中脳）

→ 正常像：5頁 16 参照

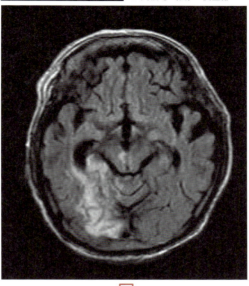

解説図

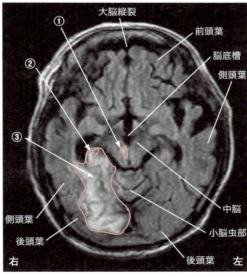

- 右①中脳内側部，②海馬，③側頭葉～後頭葉内側部に高信号（白）の梗塞がみられる．後大脳動脈領域の脳梗塞では中脳梗塞を伴うことがある．
- ①：右中脳内側部（上小脳脚交叉，動眼神経）の梗塞：運動失調（両側），右の動眼神経麻痺
- ②：右海馬の梗塞：記憶障害
- ③：右側頭葉～後頭葉内側部の梗塞：記憶障害，街並失認，相貌失認
  【左の場合】記憶障害，物体失認，純粋失読

疾患像

12 （左）脳梗塞（橋）

→ 正常像：6頁 20 参照

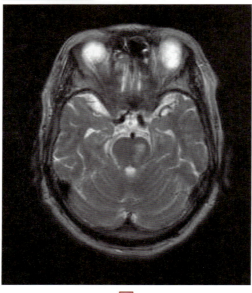

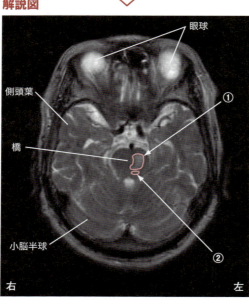

- ①，②：高信号（白）の梗塞がみられる．
- ①：左橋（底部）の梗塞：右片麻痺，運動失調（両側）
- ②：左橋（被蓋部）の梗塞：右の感覚障害，左の運動失調

第 1 章 脳

13 （右）脳梗塞（小脳半球）

→ 正常像：6頁 21 参照

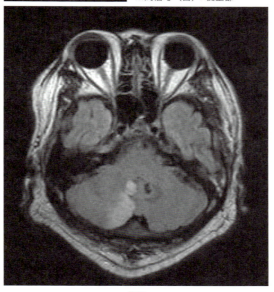

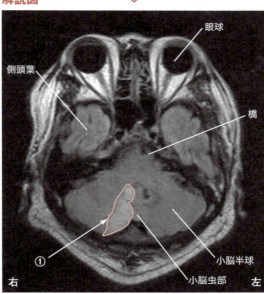

解説図

- ①に高信号（白）の梗塞がみられる．
- ①：右小脳半球の梗塞：右（病巣側）上下肢の運動失調，構音障害，小脳性認知情動症候群

疾患像

コラム① 観念運動失行

なぜ指示通りに動かせなくなるの？

　失行にはいくつかの種類がありますが，臨床でよくみられるのは「観念運動失行」です．この症状は「**自発的な運動であれば可能であるが，口頭指示・模倣による習慣的な運動や簡単な動作（身振りなど）が再現できないこと**」と定義されています．なぜこのような症状が生じるのでしょうか？

　図は口頭指示に従って右上肢を動かす際の脳の情報処理の流れを示しています．たとえば「右手を上げてください」という指示のもとに右手を上げる際は，左脳にて「①**側頭葉のWernicke野で指示内容を言語的に理解し**，②**理解した情報を上縦束を介して運動前野に送り**，③**運動前野で運動プログラムを作成し**，④**運動野で運動プログラムが実行される**」という流れで右上肢の運動が行われます．この流れのどこかが障害されると，指示通りに運動を行うことが難しくなります．

　②上縦束の損傷では，言語指示は理解でき，運動プログラムの作成や実行も可能であるため自発的な運動の障害はみられませんが，**言語指示の情報を運動プログラムの作成につなげることができなくなる**ことで，言語指示に従って運動を行うことが困難な状態，すなわち観念運動失行が生じます．ちなみに①Wernicke野の損傷ではWernicke失語（感覚性失語），③運動前野の損傷では肢節運動失行，④運動野の損傷では運動麻痺が生じます．

　脳の情報処理の流れの理解は，症状の機序をより深く理解することにつながります．

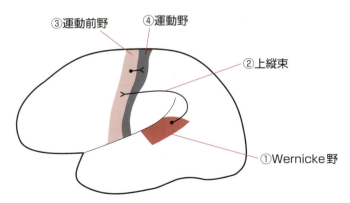

図　口頭指示に従って運動を行う際の情報の流れ

コラム② 運動失調

なぜ運動麻痺は反対側に出るのに運動失調は同側に出るの？

脳損傷による**運動麻痺は病巣の反対側**に出ます．たとえば，右脳の損傷では左半身に麻痺が出ます．これは，図のように，運動野から出る錐体路が延髄で錐体交叉するためです（黒線で図に示した）．一方，小脳の損傷では**運動失調は病巣の同側**に出ます．たとえば，右の小脳の損傷では右半身に失調が出ます．これはなぜでしょうか？

大脳皮質と小脳は図のように連絡しており，この連絡が協調運動の基盤となっています（色線で図に示した）．脳幹や視床の損傷でも運動失調が生じることがあるのは，大脳皮質と小脳の連絡がうまくいかなくなるためです．注目していただきたいのは，大脳皮質は反対側の小脳と連絡しているということです．これは**小脳が反対側の大脳皮質のはたらきを調整**していることを意味します．

次の①と②をもとに，なぜ小脳の損傷で同側に運動失調が出るのかを考えてみてください．きっと今までよりも理解が深まると思います．

①**大脳皮質（運動野）は反対側の身体を動かす（錐体交叉による）．**
②**小脳は反対側の大脳皮質（運動野）のはたらきを調整している．**

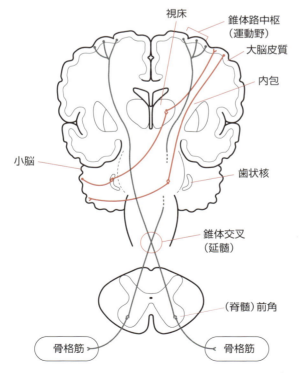
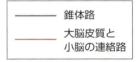

図　錐体路（黒線）と大脳皮質と小脳の連絡路（色線）
（文献1，2を参考に作図）

1) 落合慈之監修：脳神経ビジュアルブック．学研メディカル秀潤社，p.16, 2009.
2) A.R. Crossman, D. Neary 著／野村嶬・水野昇訳：神経解剖カラーテキスト，医学書院，p.123, 2002.

疾患像

14 （左）被殻出血

→ 正常像：3頁 5, 4頁 9 参照

エックス線CT画像 ※高吸収（白）：血腫

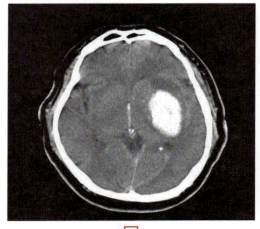
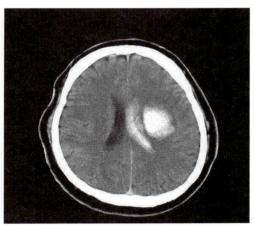

解説図

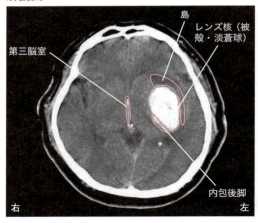
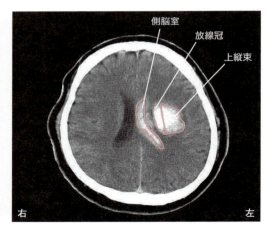

左図ラベル：第三脳室、島、レンズ核（被殻・淡蒼球）、内包後脚
右図ラベル：側脳室、放線冠、上縦束

読み方
- 左のレンズ核およびその周囲の白質（内包後脚，放線冠，上縦束）に高吸収域（白）の血腫がみられる．
- 血腫は第三脳室と左側脳室に穿破している．
- 島の皮質下に低吸収域（黒）がみられ，脳浮腫を呈していることがわかる．
- 第三脳室の血腫の脳室穿破：急性水頭症の可能性
- 左島の浮腫：pusher現象　【右脳損傷の場合】pusher現象，病態失認）
- 左レンズ核（被殻・淡蒼球）の血腫：錐体外路症状
- 左内包後脚の血腫：右片麻痺，感覚障害
- 左側脳室の血腫の脳室穿破：急性水頭症の可能性
- 左放線冠の血腫：右片麻痺，感覚障害
- 左上縦束の血腫：伝導失語，観念運動失行　【右脳損傷の場合】半側空間無視

22

第1章 脳

15 （左）視床出血

→ 正常像：4頁 9 参照

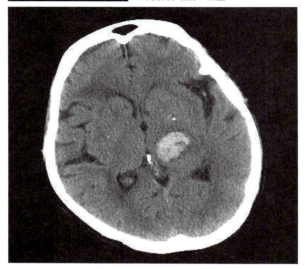

エックス線CT画像 ※高吸収（白）：血腫

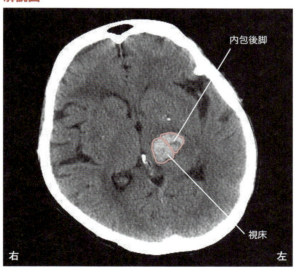

解説図

内包後脚

視床

右　　　左

- 左視床の血腫：右の運動失調，感覚障害，注意障害，視床失語
  【右脳損傷の場合】左の運動失調，感覚障害，注意障害，半側空間無視）
- 左内包後脚の血腫：右片麻痺，感覚障害

23

疾患像

16 小脳出血（虫部）

→ 正常像：6頁 18 参照

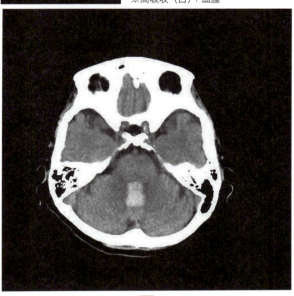

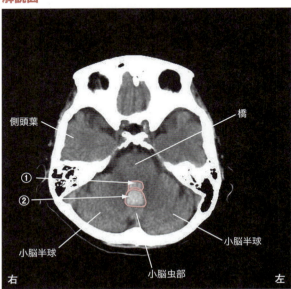

- ①，②：高吸収域（白）の血腫がみられる．
- ①：第四脳室の血腫の脳室穿破：急性水頭症の可能性
- ②：小脳虫部の血腫：体幹失調，めまい，小脳性認知情動症候群

第1章 脳

17 小脳出血（虫部〜左半球）

→ 正常像：6頁 18 参照

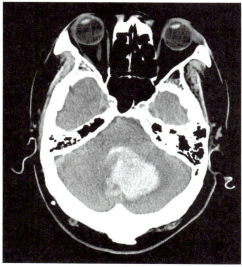

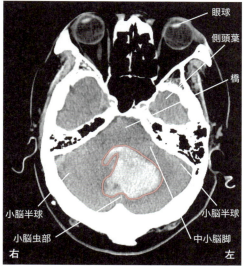

- ○：左側小脳半球，小脳虫部の高吸収域（血腫）
- 症状：意識障害，右（非障害）側への共同偏視，眼振，運動失調（半球＝左（障害）側上下肢失調，虫部＝体幹失調），構音障害，断綴性言語，頭痛，めまい，嘔吐，酩酊様歩行

疾患像

18 脳幹（橋）出血

→ 正常像：6頁 18 参照

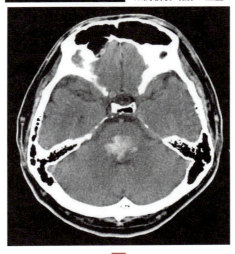

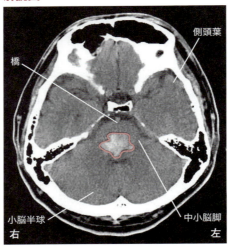

- ○：橋（正中部）の高吸収域（血腫）
- 症状：意識障害，正中固定，縮瞳，顔面・四肢・体幹の麻痺，仮性球麻痺（嚥下障害，構音障害），感覚障害，眼球運動障害，高熱，頭痛，めまい，嘔吐

第 1 章 脳

19 （左）皮質下出血（前頭葉）

→ 正常像：3頁 5 参照

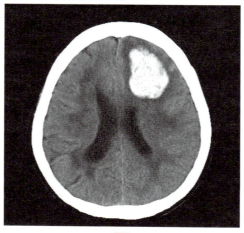

エックス線CT画像　※高吸収（白）：血腫

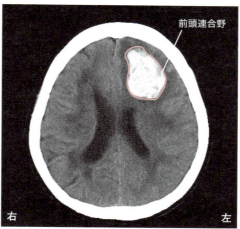

解説図　前頭連合野

右　左

- 左前頭連合野の血腫：遂行機能障害（保続，注意障害，作業記憶障害，意思決定の障害など）

27

疾患像

20 くも膜下出血

→ 正常像：5頁 14 参照

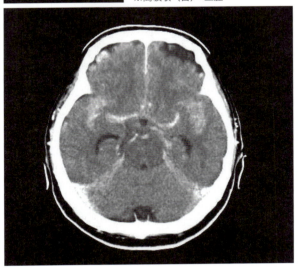

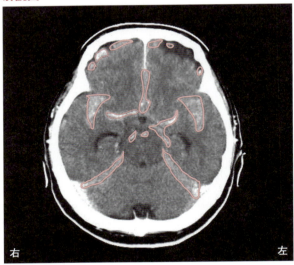

- ○：正常では低吸収域（黒）となるくも膜下腔が，血液によって高吸収域（白）になっている．
- くも膜下腔の出血：髄膜刺激症状，頭蓋内圧亢進症状

第1章 脳

21 くも膜下出血（コイリング術^{※1}後）

→ 正常像：6頁 18 参照

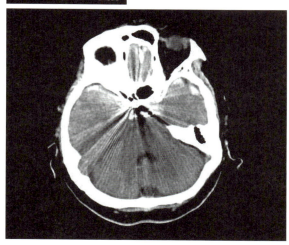

エックス線CT画像

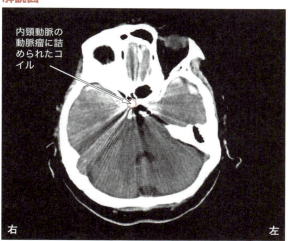

解説図

内頸動脈の動脈瘤に詰められたコイル

右　左

読み方
・コイルから放射状のアーチファクト^{※2}が生じている．
・右内頸動脈の動脈瘤のコイリング術後：症状なし

※1 **コイリング術**……動脈瘤内にプラチナ製のコイルを詰めて動脈瘤を閉塞する血管内手術法
※2 **アーチファクト**……実際の物体ではない二次的に発生した画像のこと

疾患像

22 正常圧水頭症

→ 正常像：4頁 9 参照

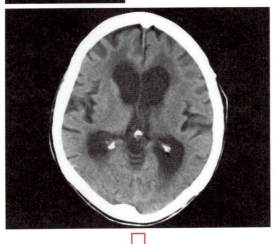

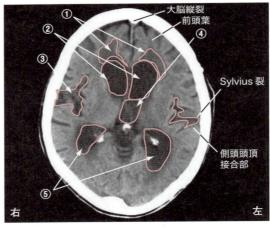

読み方
- 脳室（②，④，⑤）と③ Sylvius 裂（外側溝）が拡大している．
- ①前頭葉の白質が圧迫されて低吸収域（黒）を呈している（脳室周囲低吸収域：PVL）．
- 正常圧水頭症では，歩行障害，尿失禁，認知症がみられる．

第 1 章 脳

23 （左）慢性硬膜下血腫

→ 正常像：4 頁 9 参照

エックス線 CT 画像 ※低吸収（黒）と高吸収（白）の混在：慢性血腫

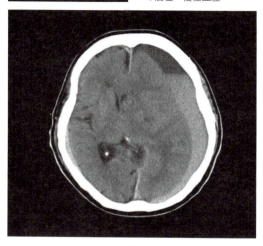

解説図

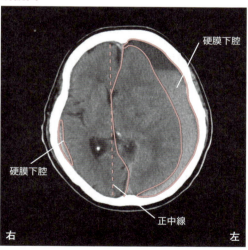

硬膜下腔
硬膜下腔
正中線
右　　左

- 急性硬膜下血腫の場合，血腫は高吸収域（白）となるが，慢性硬膜下血腫の場合，血腫のうつり方は（色）は受傷からの経過期間によりさまざまである．
- 左の硬膜下腔に低吸収域（黒）と高吸収域（白）が混在した三日月型の血腫がみられる．右の硬膜下腔にも少量の血腫がみられる．
- 血腫による圧迫により，正中線が大きく右に偏位している．
- 硬膜下腔の血腫（慢性）：頭蓋内圧亢進症状，歩行障害，認知症
- 正中線の偏位（12.5 mm）：頭蓋内圧亢進症状

疾患像

24 （右）急性硬膜下血腫・（両側）脳挫傷

→ 正常像：5頁 14 参照

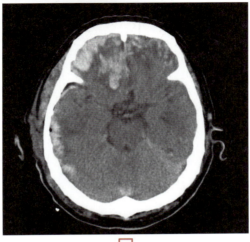

エックス線CT画像　※高吸収（白）：血腫

解説図

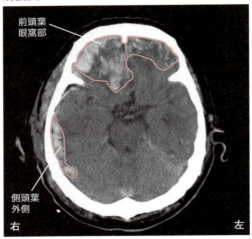

前頭葉眼窩部

側頭葉外側

右　左

読み方
- 前頭葉眼窩部に高吸収域（白）と低吸収域（黒）が混在した脳挫傷がみられる．
- 右側頭葉外側の硬膜下腔に三日月型の高吸収域（白）の血腫がみられる．
- 両側前頭葉眼窩部の挫傷：人格変化，脱抑制
- 右硬膜下腔の血腫（急性）：頭蓋内圧亢進症状

第1章 脳

25 （左）急性硬膜外血腫

→ 正常像：3頁 5 参照

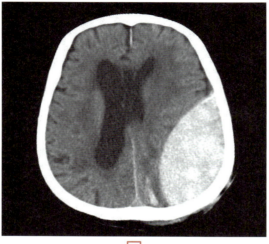

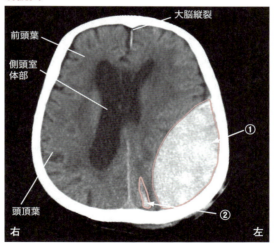

- 左の①硬膜外に凸レンズ型の高吸収域（白）の血腫がみられる．
- ②左後頭連合野に高吸収域（白）の血腫がみられ，脳挫傷によるものと考えられる．
- ①：左硬膜外の血腫（急性）：頭蓋内圧亢進症状
- ②：左後頭連合野の挫傷：視覚失認

33

疾患像

26 脳腫瘍（神経膠腫）

→ 正常像：4頁 10 参照

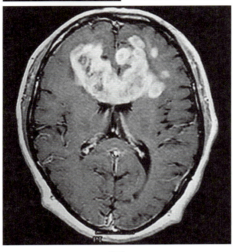

造影 MRI（T1WI）
※高信号（白）：腫瘍
※低信号（黒）：嚢胞

解説図

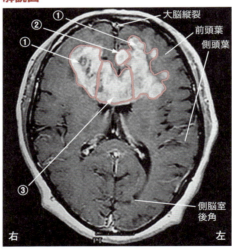

- 腫瘍が血液脳関門を破壊すると，造影剤が入り込むようになる．そのため造影剤を用いた T1WI で高信号（白）を出す．
- ①両側の前頭葉，②帯状回，③脳梁に高信号（白）の腫瘍がみられる．壊死して嚢胞になった部位は造影されないため，低信号（黒）となっている．
- ①：前頭葉の腫瘍：遂行機能障害（保続，注意障害，作業記憶障害，意思決定の障害など）
- ②：帯状回前部の腫瘍：アパシー（無気力，感情鈍麻）
- ③：脳梁の腫瘍：脳梁離断症状

第 1 章 脳

27 Alzheimer（アルツハイマー）型認知症（急性硬膜外血腫術後）

→ 正常像：3頁 5, 6頁 18 参照

エックス線 CT 画像 ※高吸収（白）：血腫

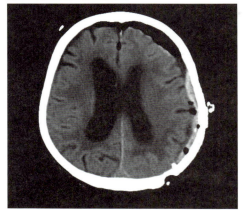
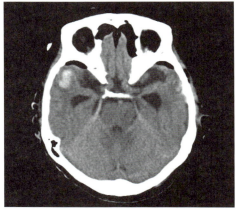

解説図

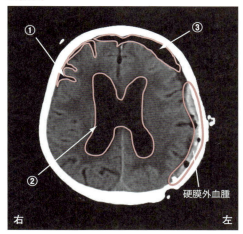
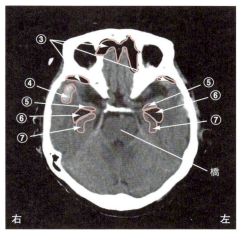

読み方

- ①脳溝の拡大と②側脳室体部の拡大から，大脳の萎縮がわかる．
- ⑤扁桃体と⑦海馬の萎縮により，⑥側脳室下角が拡大している．
- 手術の影響で③硬膜下腔に低吸収域（黒）の髄液増加がみられる．
- ④右側頭極に高吸収域（白）の血腫がみられ，脳挫傷によるものと考えられる．
- ①：脳溝の拡大（大脳の萎縮）：認知症
- ②：側脳室体部の拡大（大脳の萎縮）：認知症
- ③：硬膜下腔の髄液増加：明らかな示唆なし
- ④：右側頭極の挫傷：情動障害
- ⑤：扁桃体の萎縮：情動障害
- ⑥：側脳室下角の拡大（扁桃体と海馬の萎縮）：情動障害・記憶障害
- ⑦：海馬の萎縮：記憶障害

疾患像

28 前頭側頭型認知症

→ 正常像：4頁 10, 6頁 19 参照

MRI（T1WI）

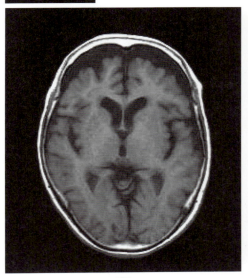
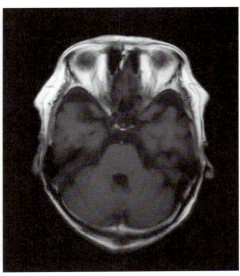

解説図

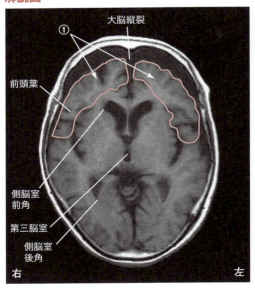

① 大脳縦裂
前頭葉
側脳室前角
第三脳室
側脳室後角
右　左

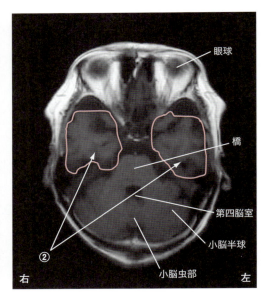

眼球
橋
第四脳室
小脳半球
小脳虫部
②
右　左

読み方
- ①前頭葉と②側頭葉前部において，前方の頭蓋骨との間隙が拡大していることから，萎縮が生じていることがわかる．
- ①：前頭葉の萎縮：遂行機能障害（保続，注意障害，作業記憶障害，意思決定の障害など），把握反射，行為の抑制障害，人格変化
- ②：側頭葉前部の萎縮：情動障害

第2章 体幹（肋骨・脊椎）

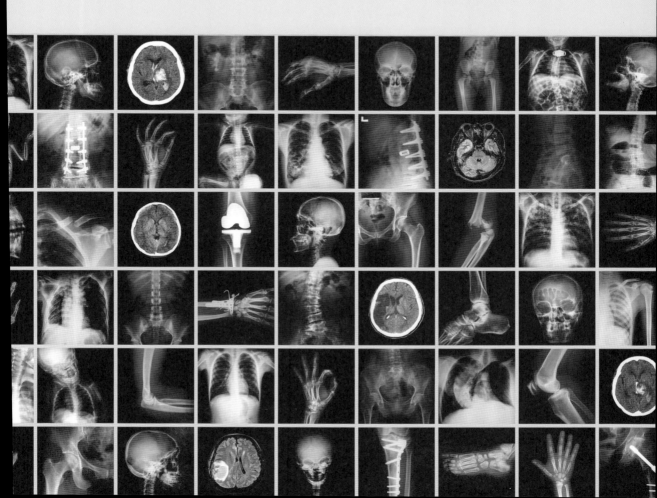

正常像　脊椎

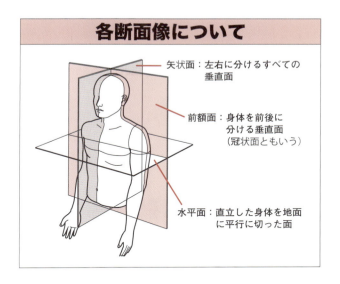

❶ 脊柱：正面像

単純エックス線画像

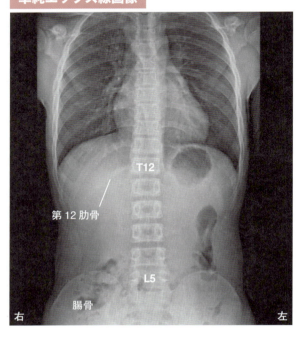

第2章 体幹（肋骨・脊椎）

2 頸部：矢状断像
エックス線CT画像

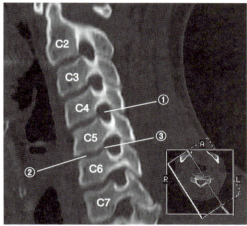

①椎間孔　②C5/C6の椎間板
③C5/C6の鉤椎関節（ルシュカ関節※）
※C3～7にのみ存在する関節で側屈を制限する．

3 頸部（脊柱管）：矢状断像
エックス線CT画像

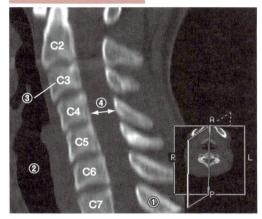

①C7の棘突起　②気管　③C3の椎体　④脊柱管

4 頸部：矢状断像
MRI（T2WI）

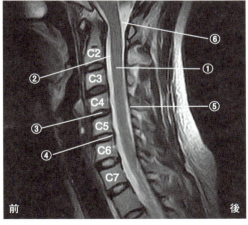

①脊髄　②脳脊髄液　③C4/C5の椎間板　④後縦靱帯
⑤黄色靱帯　⑥硬膜

正常像　脊椎

5 頸部：水平断像※
エックス線CT画像

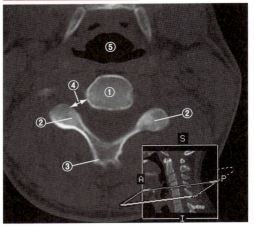

①椎体　②椎間関節（柱部）　③棘突起　④椎間孔　⑤気管

※水平断像は基本的に人体を下からのぞき込んだように表示される．

6 頸部：水平断像
MRI (T2WI)

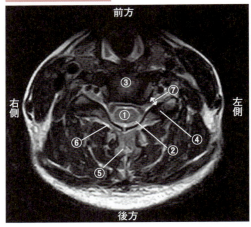

①脊髄　②脳脊髄液　③椎体　④椎間関節　⑤棘突起
⑥椎弓　⑦椎間孔

7 胸部（脊髄）：矢状断像
MRI (T1WI)

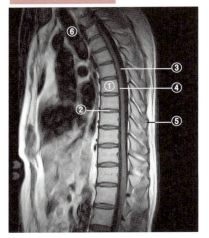

①椎体　②椎間板　③脳脊髄液　④脊髄
⑤棘突起　⑥気管

8 胸部（脊髄）：水平断像
MRI (T1WI)

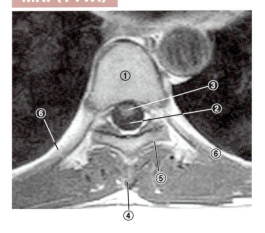

①椎体　②脳脊髄液　③脊髄　④棘突起　⑤椎弓　⑥肋骨

第2章 体幹（肋骨・脊椎）

9 腰仙椎・骨盤帯：前額断像
単純エックス線画像

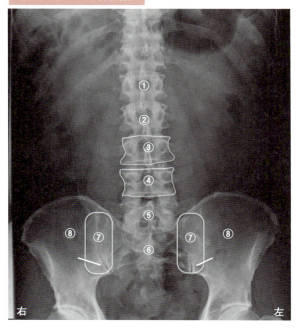

① L1 の椎体　② L2 の椎体　③ L3 の椎体　④ L4 の椎体　⑤ L5 の椎体　⑥仙骨　⑦仙腸関節　⑧腸骨

10 腰仙椎部：矢状断像
単純エックス線画像

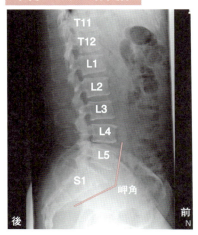

- 脊柱を構成する脊椎の椎体の陰影がはっきりとわかる.
- 椎体間も正常に保たれている.

※岬角（こうかく）：仙骨底の前縁にある前方に張り出した部分で、骨盤上口の縁で腸骨線および骨盤分界線を構成している. 岬角の上が第5腰椎(L5)である.

11 腰仙椎部：矢状断像
MRI (T2WI)

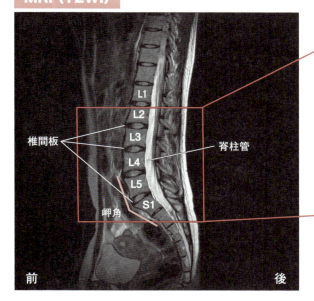

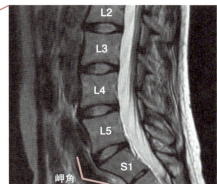

(拡大)

疾患像

1 肋骨骨折（第8・9・12肋骨骨折）

→ 正常像：38頁 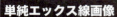 参照

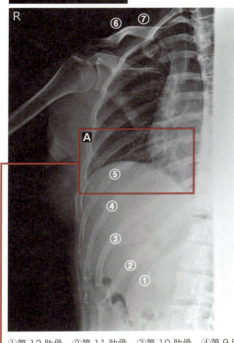
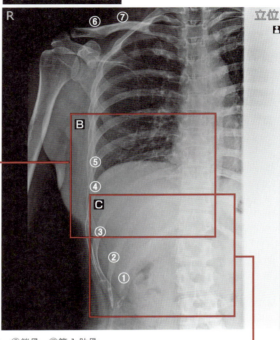

①第12肋骨　②第11肋骨　③第10肋骨　④第9肋骨　⑤第8肋骨　⑥鎖骨　⑦第1肋骨

解説図

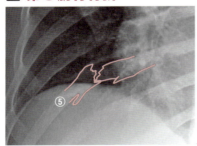
A 第8肋骨骨折（拡大）

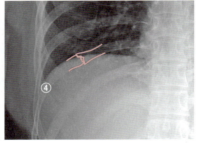
B 第9肋骨骨折（拡大）

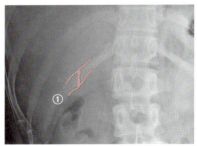
C 第12肋骨骨折（拡大）

読み方

- A 第8肋骨：骨折線と骨折による軽度の転位が認められる．
- B 第9肋骨：骨折線が認められるが転位はない．
- C 第12肋骨：骨折線が認められるが転位はない．
- ・第8・9・12肋骨以外は正常である．
- ・正常肋骨部の骨折線や転位は認められない．
- ・骨折部位に一致し，疼痛が出現している．
- ・呼吸運動や身体を捻る動作で疼痛が増悪する．

第 2 章 体幹（肋骨・脊椎）

2 頸椎椎間板ヘルニア

➡ 正常像：39 頁 4, 40 頁 6 参照

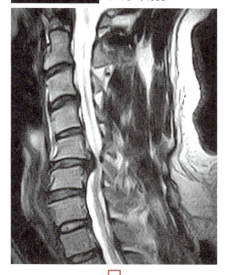

MRI（T2WI）矢状断像

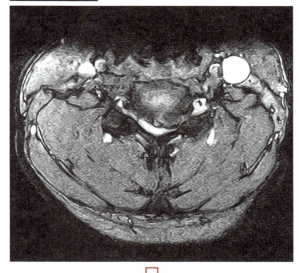

MRI（T2WI）水平断像

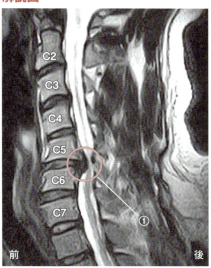

解説図

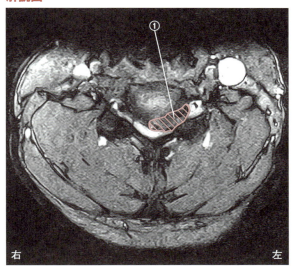

解説図

- ①：C5/C6 の椎間板が後方突出
- 脊髄が圧迫されると，手指および手掌のしびれ，手指巧緻性障害，下肢の痙性麻痺が生じる場合がある．
- 神経根が圧迫されると，同側の肩から腕にかけての痛みやしびれが生じる場合がある．

- ①：椎間板が左寄り後方突出
- 脊髄が圧迫されると，手指および手掌のしびれ・手指巧緻性障害，下肢の痙性麻痺が生じる場合がある．
- 左側の神経根が圧迫されると，同側の肩から腕にかけての痛みやしびれが生じる場合がある．

疾患像

3 頸椎症性脊髄症

→ 正常像：39頁 4 参照

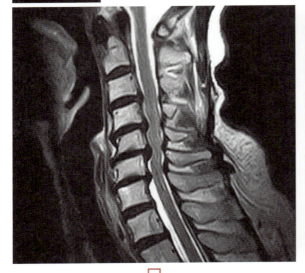

MRI (T2WI) 矢状断像（症例1）

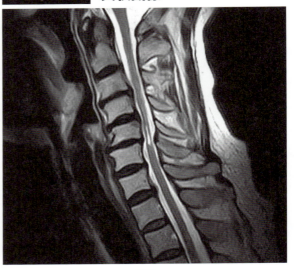

MRI (T2WI) 矢状断像（高信号領域あり）（症例2）

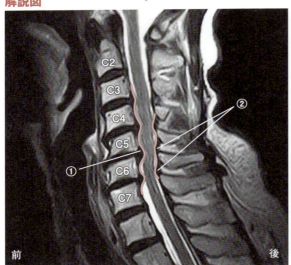

解説図

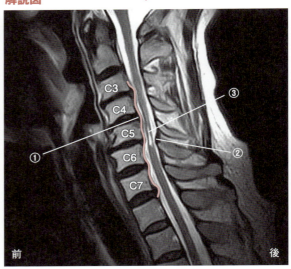

解説図

- ①，②：椎間板の後方突出や黄色靱帯の肥厚により脊髄が圧迫されると，手指および手掌のしびれ・手指巧緻性障害，下肢の痙性麻痺が出現する場合がある．
- ③：脊髄に圧迫があると脊髄内に白色の高信号領域※が出現する．

※高信号領域（high-intensity zone：HIZ）
　MRI画像では，各組織は白色または黒色で描出されるが，白色で描出されたものを高信号領域と呼ぶ．脊髄内に高信号領域が認められる場合，頸椎症性脊髄症との関連が強いとされる．

第2章 体幹（肋骨・脊椎）

4 頸椎症性神経根症

→ 正常像：39頁 ❷ 参照

エックス線CT画像 矢状断像

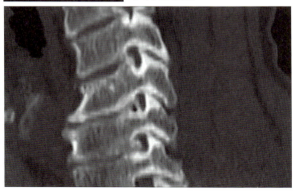

解説図

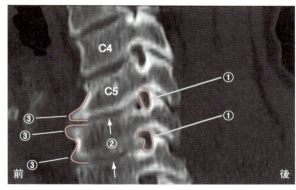

①椎間孔　②椎間板　③前縦靱帯の骨化と骨棘

- ①：骨棘による椎間孔の狭小化．左側の神経根が圧迫されると，同側の肩から腕にかけての痛みやしびれが生じる場合がある．
- ②：椎間板の厚みが減少．脊髄が圧迫されると，手指および手掌のしびれ・手指巧緻性障害，下肢の痙性麻痺が生じる場合がある．
- ③：骨棘の前方突出．前方へ突出した骨棘による症状は認めない．

疾患像

5 後縦靱帯骨化症

→ 正常像：39頁 3，40頁 5 参照

エックス線CT画像 矢状断像

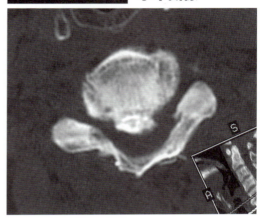

エックス線CT画像 水平断像

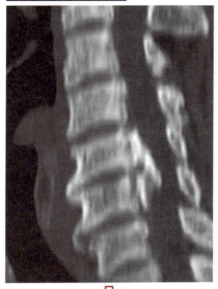

⇩

解説図

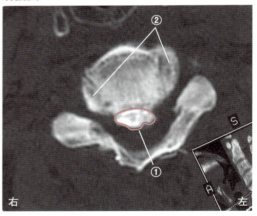

⇩

解説図

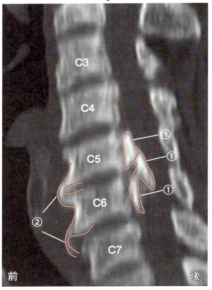

読み方
- ①：椎体後面の後縦靱帯の骨化．脊髄が圧迫されると，手指のしびれや巧緻性運動障害，下肢の痙性麻痺による歩行障害が生じる場合がある．
- ②：骨棘の前方突出．前方へ突出した骨棘による症状は認めない．

読み方
- ①：椎体後面の後縦靱帯の骨化．脊髄が圧迫されると，手指のしびれや巧緻性運動障害，下肢の痙性麻痺による歩行障害が生じる場合がある．
- ②：骨棘の側方突出．側方へ突出した骨棘による症状は認めない．

第2章 体幹（肋骨・脊椎）

6 Arnold-Chiari奇形
アーノルド　キアリ

→ 正常像：39頁 **4** 参照

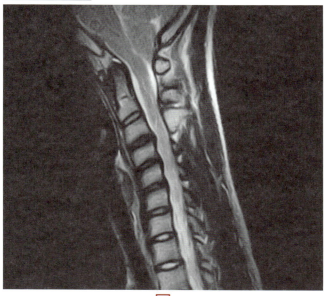

解説図

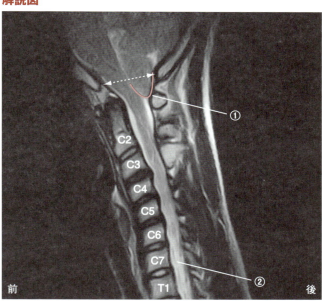

読み方
- ①：小脳の下部が舌状に下垂し脊椎間内に脱出している．
  小脳症状としてのめまいや不安定な歩行，脊髄空洞症を合併する．
- ②：脊髄に圧迫があると，脊髄内に白色の高信号領域（脊髄空洞）が出現する．

疾患像

7 脊髄空洞症

→ 正常像：40頁 7, 8 参照

MRI (T1WI) 矢状断像

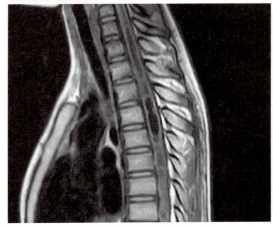

MRI (T1WI) 水平断像（胸椎レベル）

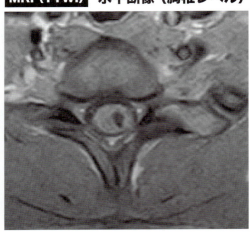

解説図

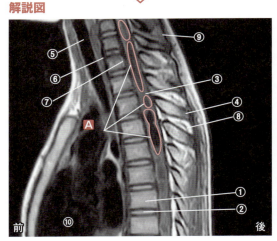

解説図

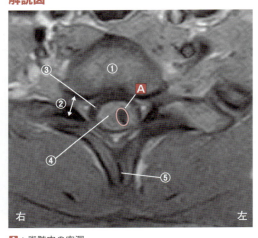

①椎体　②椎間板　③脊髄　④棘突起　⑤気管　⑥前縦靱帯
⑦後縦靱帯　⑧棘間靱帯　⑨棘上靱帯　⑩肺

A：脊髄内の空洞
①椎体　②椎間孔　③脳脊髄液　④脊髄　⑤棘突起

 読み方
- A：脊髄内に空洞ができると，上肢を中心としたしびれ，痛み，上肢遠位筋の萎縮が生じる場合がある．また，その進行に伴って下肢の痙性麻痺が生じる場合がある．

第 2 章 体幹（肋骨・脊椎）

8 腰椎圧迫骨折

→ 正常像：41 頁 10 参照

症例 1

単純エックス線画像　第 4 腰椎（右側面像）　解説図（拡大）

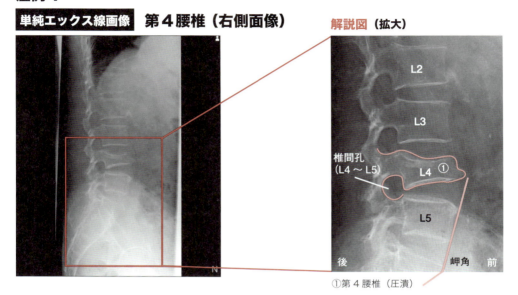

①第 4 腰椎（圧潰）

読み方
- 岬角を目安とする．
- ①：L4 の椎体が圧潰している．

症例 2

単純エックス線画像　第 3・5 腰椎（右側面像）　解説図（拡大）

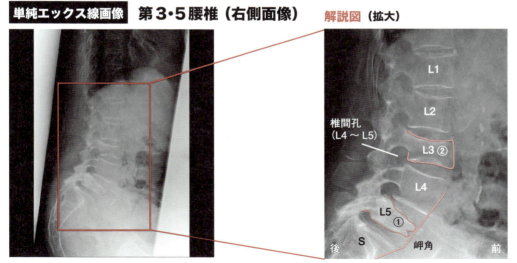

①第 5 腰椎（圧潰）　②第 3 腰椎（圧潰）

読み方
- 岬角を目安とし，その上段が L5 である．
- ①：L5 の椎体が圧潰しているのがわかる．
- ②：L3 の椎体も圧潰している．
- 寝返り，起き上がり，しゃがみ立ちなど種々の生活動作時に著明に腰背部痛が出現する．

疾患像

9 腰椎変性分離症（第5腰椎変性分離症）

→ 正常像：41頁 10 参照

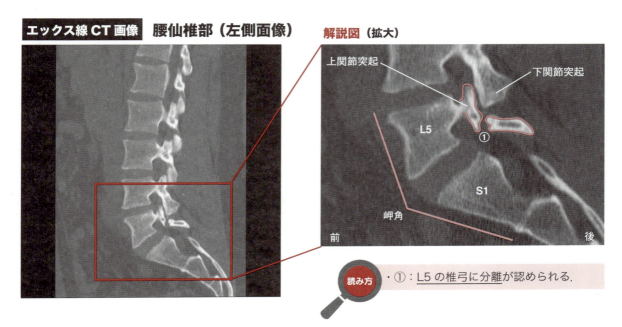

- ①：L5の椎弓に分離が認められる.

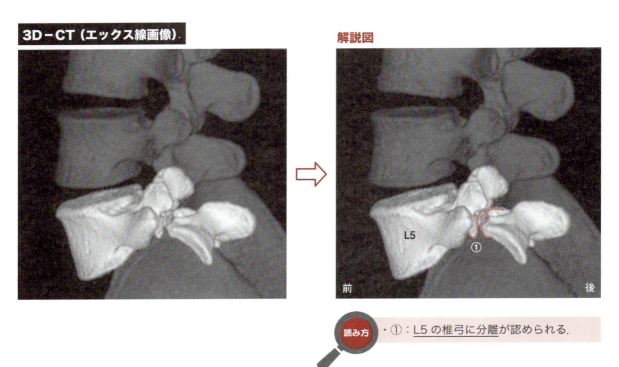

- ①：L5の椎弓に分離が認められる.

第2章 体幹（肋骨・脊椎）

10 脊椎すべり症

→ 正常像：41頁 10 参照

単純エックス線画像（右側面像）

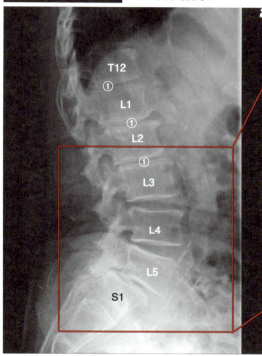

①椎間板（圧潰）

解説図（拡大）

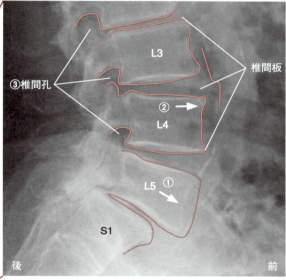

① L5 の椎体前方への滑り　② L4 の椎体前方への滑り

- ①：T12/L1 間，L1/L2 間，L2/L3 間の椎間板が圧潰しているのが認められる．

- ①：S1 に対して L5 が，
- ②：L3 に対して L4 が，それぞれ前方に滑っているのが認められる（矢印）．
- ③ L1〜S1 までの椎間孔の狭小化が認められる．

51

疾患像

11 腰椎椎間板ヘルニア

→ 正常像：41頁 11 参照

MRI（T2WI）（左側面像）

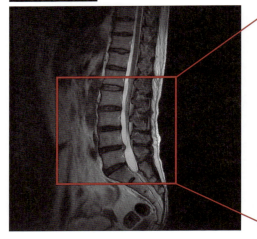

解説図（拡大）

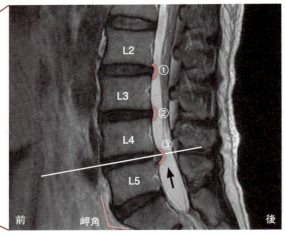

① L2/L3 間の椎間板　② L3/L4 間の椎間板　③ L4/L5 間の椎間板

MRI（T2WI）水平断像

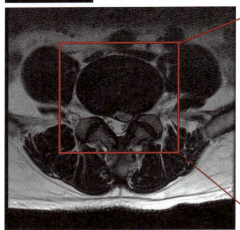

解説図（拡大）

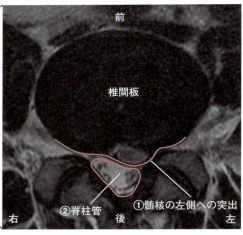

読み方

左側面像
- ①，②：L2/L3, L3/L4, L4/L5 間の椎体板の髄核が後方に突出（椎間板ヘルニア）しているのが認められる．
- ③：特に L4/L5 間の椎体板の髄核の後方突出が著しい（矢印）．
- そのため脊柱管内の馬尾神経を圧迫していると思われる．

水平断像
- ①：L4/L5 間の椎体板の髄核の左後方へ突出が認められる．
- そのため左側第5腰髄支配領域の筋力低下，腱反射減弱，感覚障害が出現する．
- ②：脊柱管の狭窄も認められる．
- そのため第5腰髄支配領域以下の下肢のしびれや疼痛，膀胱直腸障害が出現する可能性がある．

第2章 体幹（肋骨・脊椎）

12 後縦靭帯骨化症

→ 正常像：41頁 11 参照

MRI（T2WI）（左側面像）

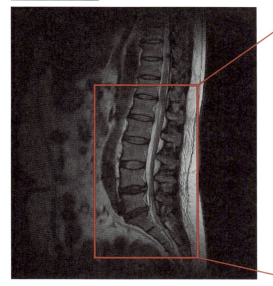

解説図（やや拡大）

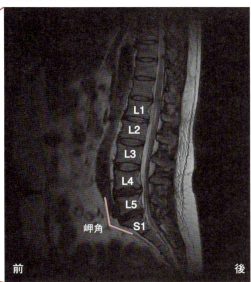

岬角

前　　　後

MRI（T2*（スター）WI）

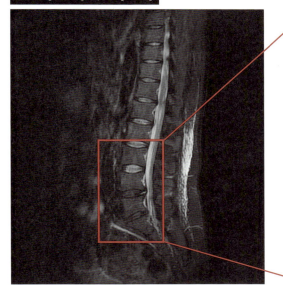

解説図（拡大）

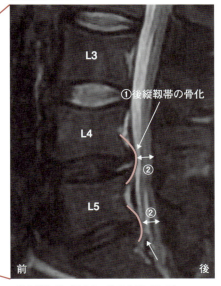

①後縦靭帯の骨化
②
②
前　　　後

・①後縦靭帯（骨化）　②脊柱管（狭窄）

読み方
- ①：L4/L5，L5/S1 の椎体間に後縦靭帯の骨化が認められる．
  脊柱管が狭窄し脊柱管内を通る馬尾神経が圧迫されている．
- ②：L5 の高さから下の脊柱管内の狭窄により馬尾神経（第5腰髄節〜第5仙髄節の末梢神経）が圧迫されるため，第5腰髄節以下の感覚障害，筋力低下，腱反射減弱が出現する．

53

疾患像

13 脊柱管狭窄症

→ 正常像：41頁 11 参照

MRI (T2WI) 腰仙椎部（左側面像）

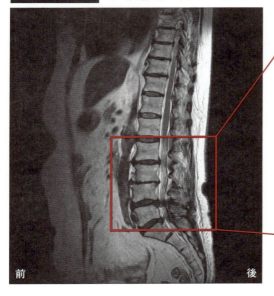

解説図（拡大）

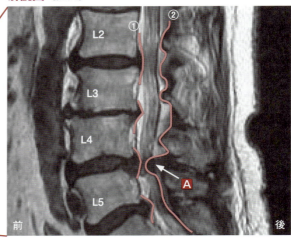

読み方
- L2～S1の①後縦靱帯の骨化と②黄色靱帯の肥厚が認められる．
- A：特にL4/L5間の脊柱管の狭小化が認められる（矢印）．

ミエログラフィー※

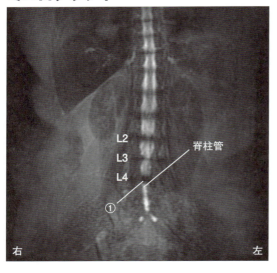

※**ミエログラフィー（脊髄腔造影）**
- くも膜下腔に造影剤を注入して患者の体位を交換しながら造影剤を脊髄腔内で移動させ，エックス線で撮影する．
- 脊柱管の形状や交通性を診断する．
- 神経根を明瞭に描出でき，撮影の姿勢も前後，側面，斜位など変化させて撮影できる．

読み方
- 脳脊髄液の流れを写している．
- ①：L4/L5間の脊柱管の狭小化している箇所が黒く写っており，脳脊髄液還流の遮断が認められる．
- 馬尾神経が圧迫されるため様々な末梢神経症状が出現する（狭窄部以下の支配髄節の筋力減弱，腱反射低下，感覚障害，膀胱直腸障害など）．
- 間欠性跛行が代表的な症状である．

第2章 体幹（肋骨・脊椎）

14 強直性脊椎炎

→ 正常像：41頁 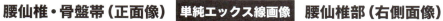，10 参照

単純エックス線画像 腰仙椎・骨盤帯（正面像） **単純エックス線画像** 腰仙椎部（右側面像）

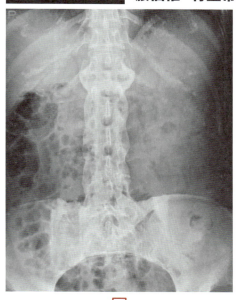

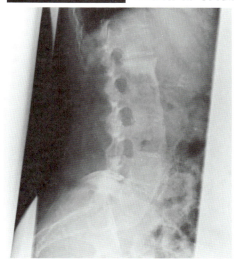

解説図

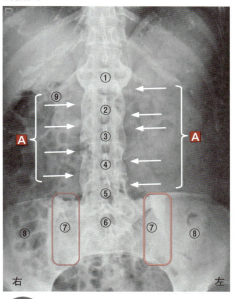

①第1腰椎
②第2腰椎
③第3腰椎
④第4腰椎
⑤第5腰椎
⑥仙骨
⑦仙腸関節
⑧腸骨

解説図

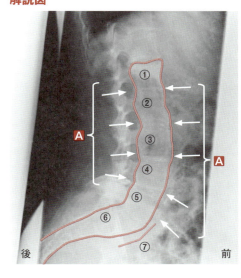

①第1腰椎
②第2腰椎
③第3腰椎
④第4腰椎
⑤第5腰椎
⑥第1仙椎
⑦岬角

読み方
- A：腰椎全体（L1～L5）が強直（→部）し、竹節状になっている．
- ⑦：仙腸関節が癒合している．

読み方
- A：腰椎全体（L1～L5）が強直（→部）し、竹節状になっている．

疾患像

15 特発性側弯症

→ 正常像：38頁 ◯1 参照

単純エックス線画像（正面像）

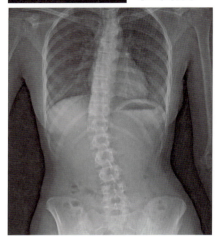

解説図

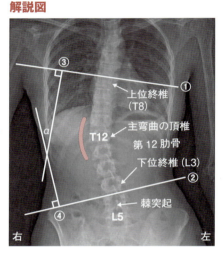

読み方 脊柱（正面像）
- 頂椎：T12
- ①：上位終椎上面：T8
- ②：下位終椎下面：T3
- Cobb角（α：①，②に対する垂線③，④のなす角）＝24°（軽症）の右凸Cカーブ側弯症である．
- 頸椎〜腰椎までの棘突起の位置を確認すると，頸椎では椎体の右回旋を，腰椎では椎体の左回旋を認める．

Topics
Cobb法

- 主弯曲*の上端に位置する上位終椎**の上面と下端に位置する下位終椎**の下面に垂線を引き，その垂線のなす角度〔側弯角（Cobb角）〕を計測する．
(1) 軽度＝Cobb角25°以下の場合は定期的な通院により経過観察を行う．
(2) 中等度＝25°前後の場合は装具治療を行う．
(3) 重度＝10〜12歳の側弯症は，30°以上の場合は90％以上の確率で進行するため，側弯の程度や進行速度などにより治療法が選択される．
(4) 重度＝40°以上の場合は手術を検討する．

*主弯曲（1次カーブ）……最も強く弯曲している部位
**終椎……傾斜が最も大きく椎体の変形や回旋がない椎体（上位と下位がある）

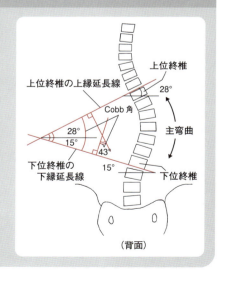

第3章 四肢（上肢・下肢）

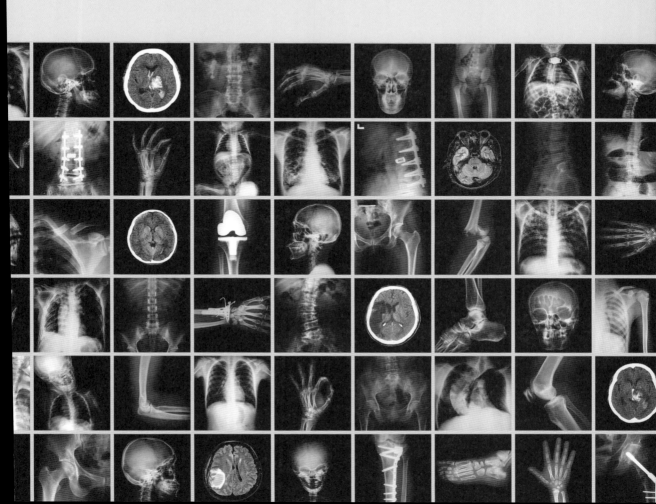

正常像 上肢

1 肩関節：正面像（右）
単純エックス線画像

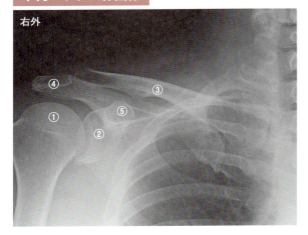

2 肩関節：正面像（左）
単純エックス線画像

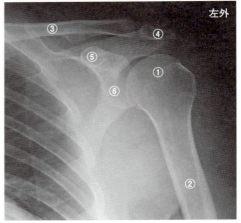

①上腕骨（骨頭）　②上腕骨（骨幹部）　③鎖骨
④肩峰　⑤烏口突起　⑥肩甲骨関節窩

3 肩関節：前額断像（右）
MRI（T2WI）

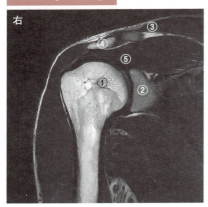 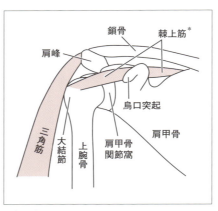

①上腕骨（骨頭）　②肩甲骨関節窩　③鎖骨　④肩峰　⑤棘上筋
＊棘上筋：肩甲骨棘上窩に起始し肩甲上腕関節内を走行して大結節上端に付着する．

 読み方　右肩関節のMRI（T2WI）画像
・関節液は高信号（白），筋は低信号（黒）として描出される．
・棘上筋，三角筋は低信号（黒）として描出されている．
・棘上筋は低信号（黒）のまま大結節上端まで走行しており，正常の場合は，異常信号（高信号：白）はみられない．

第3章 四肢（上肢・下肢）

4 上腕骨骨頭：正面像（左）

単純エックス線画像

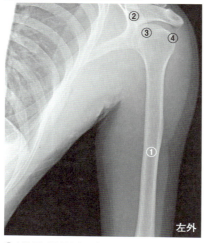

・解剖頸：上腕骨頭の直下で結節間の上の部位
・外科頸：上腕骨近位端で結節間から骨幹部に移行する部位

①上腕骨（骨幹部）　②肩甲骨　③上腕骨（骨頭）
④大結節

5 上腕骨：正面像（右）

単純エックス線画像

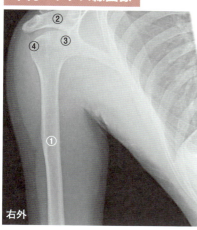

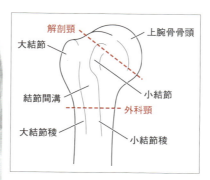

①上腕骨　②肩甲骨　③上腕骨（骨頭）
④大結節

59

正常像 上肢

6 上腕骨骨幹部：正面像（右腹面）

単純エックス線画像

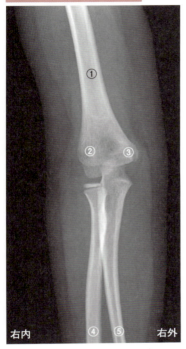

①上腕骨　②外側上顆　③内側上顆
④橈骨　⑤尺骨

7 肘関節：正面像（右背面）

単純エックス線画像

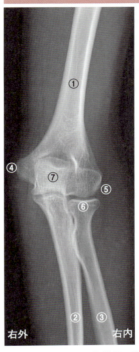

①上腕骨　②尺骨　③橈骨　④上腕骨内側上顆
⑤上腕骨外側上顆　⑥橈骨頭　⑦肘頭

8 前腕：正面像（左背面）

単純エックス線画像

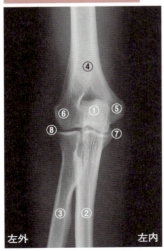

①尺骨頭　②尺骨　③橈骨　④上腕骨　⑤内側上顆
⑥外側上顆　⑦腕尺関節　⑧腕橈関節

9 前腕：側面像（右外側）

単純エックス線画像

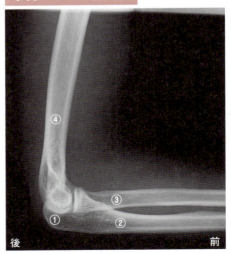

①尺骨頭　②尺骨　③橈骨　④上腕骨

第3章 四肢（上肢・下肢）

10 前腕：正面像（右手掌面）
単純エックス線画像

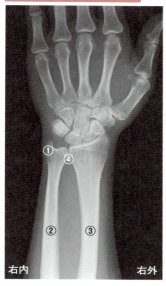

①尺骨茎状突起　②尺骨　③橈骨　④遠位橈尺関節

11 前腕：正面像（右手背面）
単純エックス線画像

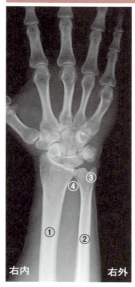

①橈骨　②尺骨　③尺骨茎状突起　④遠位橈尺関節

12 手部：正面像（右手掌面）
単純エックス線画像

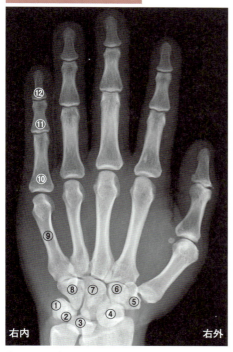

①豆状骨　②三角骨　③月状骨　④舟状骨　⑤大菱形骨
⑥小菱形骨　⑦有頭骨　⑧有鉤骨　⑨第5中手骨
⑩第5基節骨　⑪第5中節骨　⑫第5末節骨

13 手部：正面像（右手背面）
単純エックス線画像

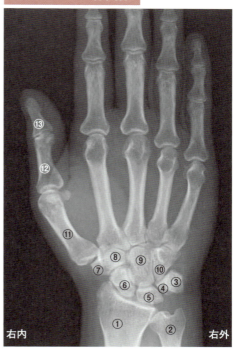

①橈骨　②尺骨　③豆状骨　④三角骨　⑤月状骨　⑥舟状骨
⑦大菱形骨　⑧小菱形骨　⑨有頭骨　⑩有鉤骨　⑪第1中手骨
⑫第1基節骨　⑬第1末節骨

疾患像：上肢

1 （右）肩甲骨骨折

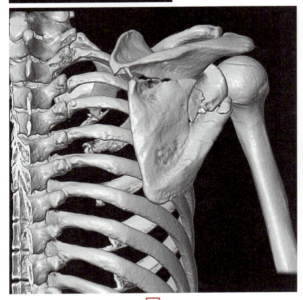

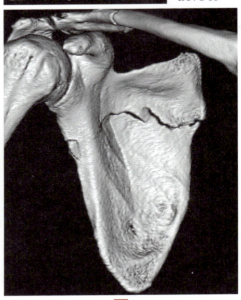

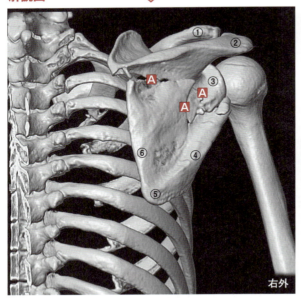

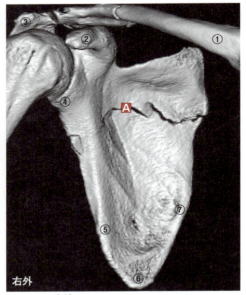

①鎖骨 ②肩峰 ③臼蓋窩 ④外側縁 ⑤肩甲骨下角 ⑥内側縁

①鎖骨 ②烏口突起 ③肩峰 ④臼蓋窩 ⑤外側縁
⑥肩甲骨下角 ⑦内側縁

読み方
- A：肩甲棘に沿うような骨折線を認める．
- 原因：交通事故にて肩の外側を強打したことにより受傷
- 患部の痛み，腫脹により深呼吸および肩の運動は困難である．

第3章 四肢（上肢・下肢）

2 （右）鎖骨骨折

→ 正常像：58頁 **1** 参照

単純エックス線画像 右肩関節正面像

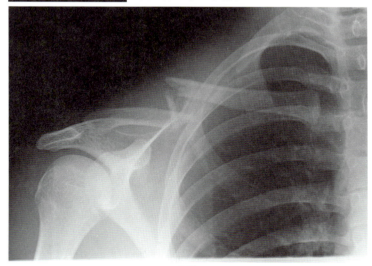

解説図

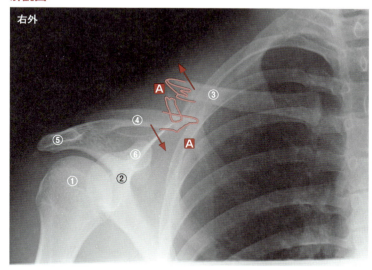

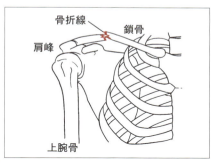

A 骨折部位
→ 転位方向
①上腕骨（骨頭）
②肩甲骨関節窩
③鎖骨（近位骨片）
④鎖骨（遠位骨片）
⑤肩峰
⑥烏口突起

読み方
- **A**：鎖骨骨幹部中央に骨折線を認める．
- →：近位骨片は上方に，遠位骨片は下方に転位している．
- 原因：スポーツ，転倒，交通外傷などにより受傷することが多く骨折部の腫脹，疼痛を生じる．
- 治療原則：鎖骨バンドによる固定など保存療法が選択される．
- 手術療法：偽関節や変形の可能性がある場合に鋼線やプレートによる固定術を行う．

疾患像：上肢

3 （左）肩鎖関節脱臼

→ 正常像：58頁 2 参照

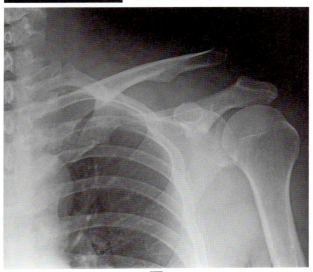

単純エックス線画像　左肩関節正面像

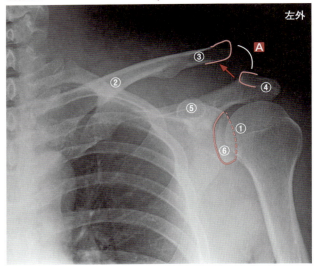

解説図

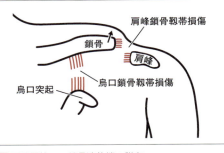

A 肩鎖関節での鎖骨遠位端の脱臼
→ 脱臼部位．鎖骨の前上方への離開
①上腕骨（骨頭）
②鎖骨骨幹部
③鎖骨遠位端
④肩峰
⑤烏口突起
⑥肩甲骨関節窩

読み方
- 左肩関節の肩鎖関節（④肩峰と③鎖骨遠位端）は離開しており肩鎖関節脱臼を認める．
- 原因：転落やコンタクトスポーツなどにより，肩甲骨肩峰に直達外力が加わることで肩鎖靱帯や烏口鎖骨靱帯に損傷が生じることで起こる．
- 理学所見：鎖骨遠位部の突出，ピアノキーサイン*，垂直・水平方向の不安定性がみられる．

*ピアノキーサイン
上方に持ち上がった鎖骨端を上から押すとピアノの鍵盤のように上下に動く状態

64

第3章 四肢（上肢・下肢）

4 （左）肩甲上腕関節脱臼

→ 正常像：58頁 2 参照

単純エックス線画像 左肩関節正面像

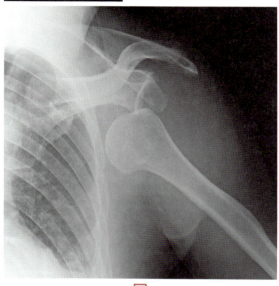

解説図　　　　　　　　　　　　　左外

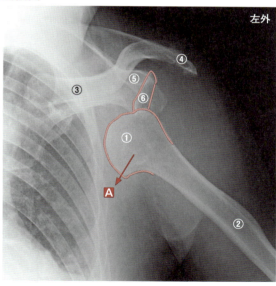

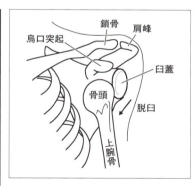

A 右上腕骨頭の内側下方脱臼
→ 脱臼部位
①上腕骨（骨頭）
②上腕骨（骨幹部）
③鎖骨
④肩鎖関節
⑤烏口突起
⑥肩甲骨関節窩（臼蓋）

 読み方
- A：上腕骨頭が関節窩より内側下方に脱臼している．
- 原因：外傷性脱臼と非外傷性脱臼があり，外傷性脱臼は関節唇損傷や上腕骨頭の欠損を伴う場合がある．
- 臨床症状：脱臼不安感や疼痛，違和感などの症状が出現する．
- 手術療法：初回脱臼から反復性脱臼に移行した場合に実施する．

疾患像：上肢

5 （右）肩腱板断裂

→ 正常像：58頁 ❸ 参照

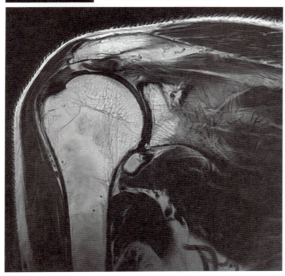

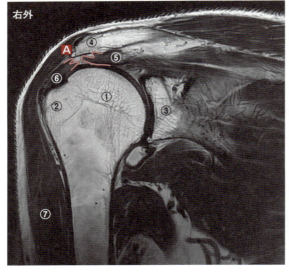

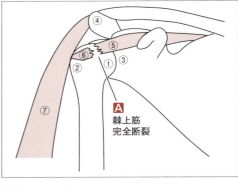

Ⓐ 棘上筋断裂部位
①上腕骨（骨頭）
②大結節
③肩甲骨関節窩
④肩峰
⑤棘上筋（近位端）
⑥棘上筋（遠位端）
⑦三角筋

- Ⓐ：棘上筋の完全断裂部位に関節液が流入しているため，筋腱移行部に異常信号〔高信号（白）：関節液〕を認める．
- 臨床症状：肩関節の著明な（安静時や運動時の）疼痛，肩関節挙上障害，筋力低下がみられる．
- MRI画像：断裂部周囲に炎症が起こるため肩峰下滑液包，腱板疎部，結節間溝などに高信号（白）を認める場合がある．

第3章 四肢（上肢・下肢）

6 （左）上腕骨骨頭骨折

→ 正常像：59頁 4 参照

単純エックス線画像 左正面像

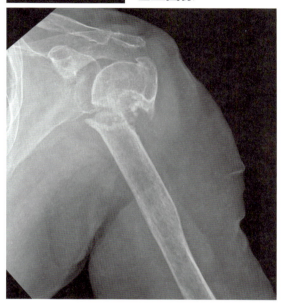

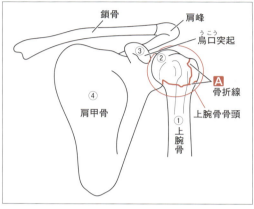

解説図

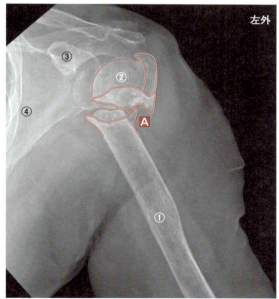

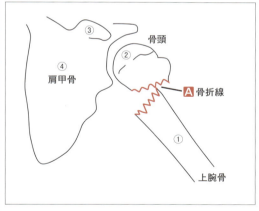

A 骨折線
① 上腕骨
② 上腕骨骨頭
③ 烏口突起
④ 肩甲骨

・A：上腕骨外科頸の骨折および大結節部の骨折線を認める．
・上腕骨骨折遠位部の骨折端が内側へ転位しているのが認められる．

67

疾患像：上肢

7 （右）上腕骨外科頸骨折

→ 正常像：59頁 5 参照

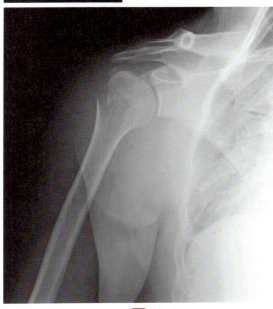

単純エックス線画像　右正面像

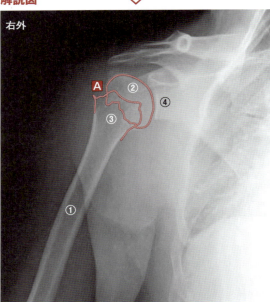

解説図

A 骨折線
①上腕骨
②上腕骨骨頭
③骨折遠位部の外転方向への転位
④臼蓋

読み方
- A：右上腕骨外科頸部に骨折線を認める．
- 骨折遠位部がやや外転位で短縮位方向への転位を認める．

68

第3章 四肢（上肢・下肢）

8 （右）上腕骨近位端骨折

→ 正常像：59頁 5 参照

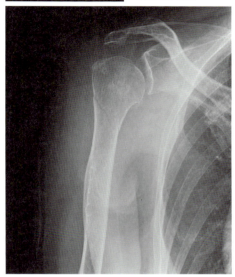

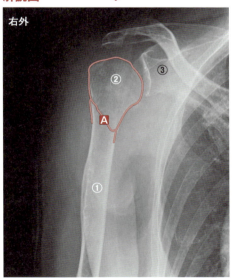

Ⓐ 骨折線（転位はない）
①上腕骨骨折遠位部　②上腕骨骨折近位部　③臼蓋

- Ⓐ：右上腕骨外科頸直下に骨折線を認める．
- 上腕骨近位端：上腕骨骨幹部の肩関節に近い部分（外科頸直下）
- 骨折部に転位はない．

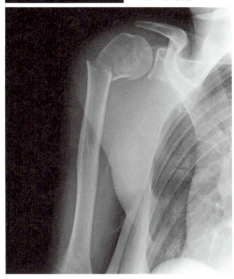

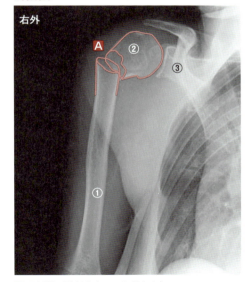

Ⓐ 骨折線（外側上方への転位あり）
①上腕骨骨折遠位部　②上腕骨骨折近位部　③臼蓋

- Ⓐ：右上腕骨外科頸直下に骨折線を認める．
- 骨折遠位部がやや外転位に転位している．

69

疾患像：上肢

9 （右）上腕骨骨幹部骨折（らせん骨折）

→ 正常像：60頁 6 参照

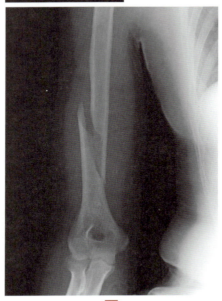

単純エックス線画像　右正面像

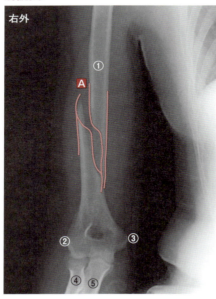

解説図

右外

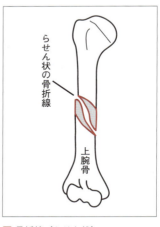

Ⓐ 骨折線（らせん状）
① 上腕骨
② 外側上顆
③ 内側上顆
④ 橈骨
⑤ 尺骨

- Ⓐ：上腕骨骨幹部中央でらせん状に完全骨折している．
- 上腕骨の代表的な骨折の例である．
- 原因：腕相撲（腕相撲骨折），野球の投球（投球骨折）

70

第3章 四肢（上肢・下肢）

10 （左）上腕骨顆上骨折

→ 正常像：60頁 **7** 参照

単純エックス線画像 左正面像

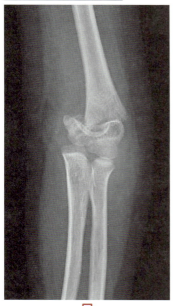

解説図

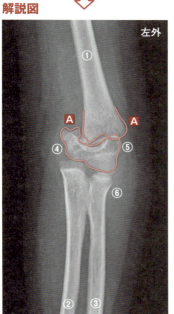

Ⓐ 骨折線
① 上腕骨
② 尺骨
③ 橈骨
④ 上腕骨内側上顆
⑤ 上腕骨外側上顆
⑥ 橈骨頭

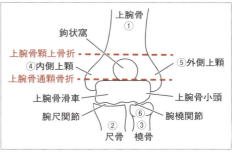

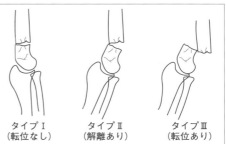

タイプⅠ（転位なし）　タイプⅡ（解離あり）　タイプⅢ（転位あり）

読み方
・Ⓐ：上腕骨の遠位端である内側上顆と外側上顆の直上に骨折線を認める．
・遠位骨片は解離・転位している（タイプⅢ）．

疾患像：上肢

11 （右）上腕骨内顆骨折

→ 正常像：60頁 6 参照

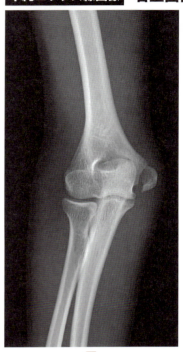

単純エックス線画像　右正面像

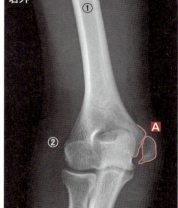

解説図

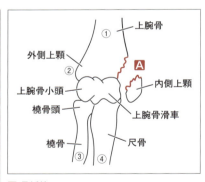

A 骨折線
① 上腕骨
② 上腕骨外側上顆
③ 橈骨
④ 尺骨

読み方

- A：右上腕骨内側上顆部での骨折線を認める．
- 若干の転位を認める．
- 原因：肘伸展位で床に手をつく転倒による外力

第3章 四肢（上肢・下肢）

12 （左）上腕骨外顆骨折

→ 正常像：60頁 7 参照

単純エックス線画像 〔45°回内斜位像（左肘関節やや屈曲位）〕

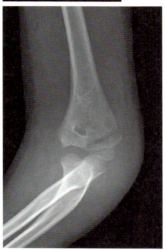

解説図

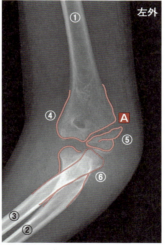

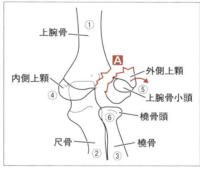

A：骨折線
①上腕骨
②尺骨
③橈骨
④上腕骨内側上顆
⑤上腕骨外側上顆
⑥橈骨頭

＊骨折線が斜めに入っているため正面像・側面像のみでは骨折線が見逃されることがある．

- A：左上腕骨外側上顆に骨折線を認める．
- 骨折片が若干（2 mm以下）離開している．
- 転位2 mm以上で手術が行われる．
〈外側上顆骨折の定義〉
- 外側上顆が外側に若干転位し，橈骨長軸の延長線が外顆の中心を通らない．
〈合併症〉
- 内反肘
- 偽関節から外反肘をきたし遅発性尺骨神経麻痺を起こすこともある．

73

疾患像：上肢

13 （左）尺骨肘頭骨折

→ 正常像：60頁 8, 9 参照

| 単純エックス線画像 左前腕正面像 | 単純エックス線画像 左前腕側面像 |

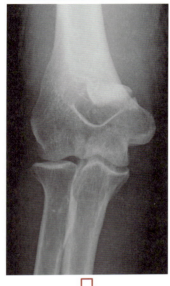

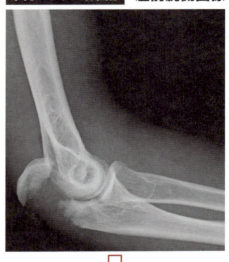

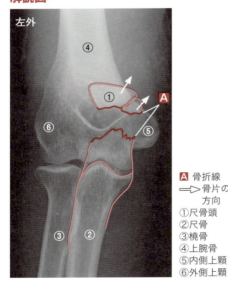

解説図（左）

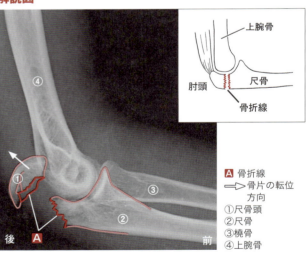

解説図（右）

A 骨折線
⇒ 骨片の転位方向
①尺骨頭
②尺骨
③橈骨
④上腕骨
⑤内側上顆
⑥外側上顆

A 骨折線
⇒ 骨片の転位方向
①尺骨頭
②尺骨
③橈骨
④上腕骨

 読み方
・A：尺骨肘頭の骨折が確認できる．
・⇒：尺骨近位骨片は近位方向へ転位している．

74

第3章 四肢（上肢・下肢）

14 （左）尺骨骨幹部骨折

→ 正常像：61頁 10 参照

単純エックス線画像 左手背正面像

単純エックス線画像 左前腕側面像

解説図

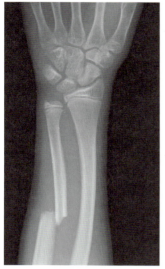

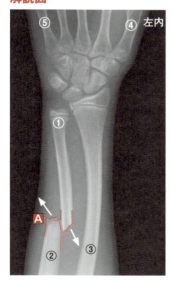

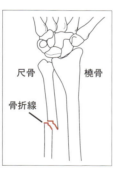

解説図

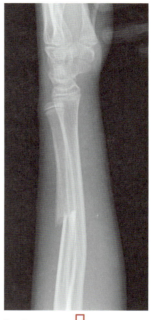

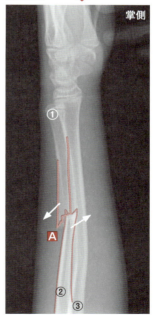

A 骨折線
⇒ 骨折部位の転位方向
①尺骨茎状突起
②尺骨
③橈骨
④第1中手骨
⑤第5中手骨

A 骨折線
⇒ 骨折部位の転位方向
①尺骨茎状突起
②尺骨
③橈骨

 読み方
- A：尺骨骨幹部の骨折線が確認できる．
- 骨折部位（尺骨）の転位，短縮を認める．

75

疾患像：上肢

15 （右）橈骨骨幹部骨折

→ 正常像：61頁 11 参照

単純エックス線画像 右手背正面像

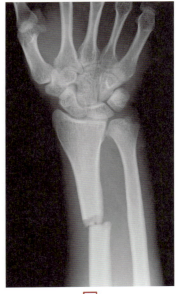

単純エックス線画像 右前腕側面像

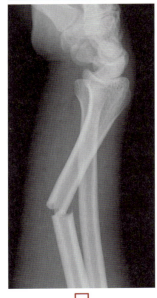

解説図

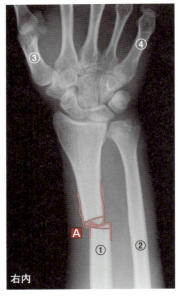

右内

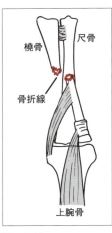

Ⓐ 骨折線
① 橈骨
② 尺骨
③ 第1中手骨
④ 第5中手骨

解説図

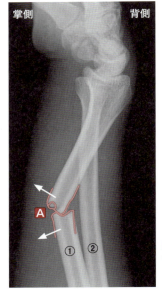

Ⓐ 骨折線
⇒ 転位方向
① 橈骨
② 尺骨

読み方
・Ⓐ：橈骨骨幹部の骨折線が認められる．
・⇒：骨折部位が掌側方向へ転位している．

第3章 四肢（上肢・下肢）

16 （右）Monteggia骨折（尺骨骨幹部骨折および橈骨頭脱臼）

→ 正常像：60頁 9 参照

単純エックス線画像 右前腕側面像

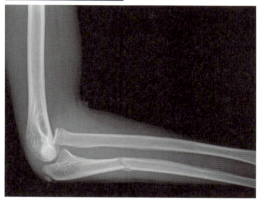

解説図

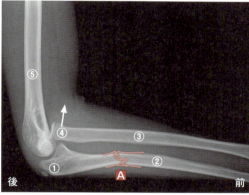

A 骨折線
⇒ 橈骨頭の前方脱臼
①尺骨頭
②尺骨骨幹部
③橈骨
④橈骨頭
⑤上腕骨

- A：尺骨骨幹部に前方凸の骨折が認められる．
- ⇒：橈骨頭の前方脱臼が認められる．
- Bado分類のタイプ I である．

Bado 分類表

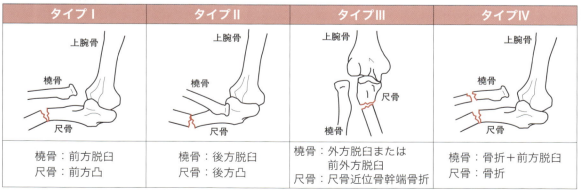

タイプ I	タイプ II	タイプ III	タイプ IV
橈骨：前方脱臼 尺骨：前方凸	橈骨：後方脱臼 尺骨：後方凸	橈骨：外方脱臼または前外方脱臼 尺骨：尺骨近位骨幹端骨折	橈骨：骨折＋前方脱臼 尺骨：骨折

77

疾患像：上肢

17 （左）Galeazzi 骨折　〔遠位橈尺関節脱臼（手関節脱臼）を伴う橈骨骨幹部骨折〕

→ 正常像：61頁 10 参照

単純エックス線画像　左手背正面像

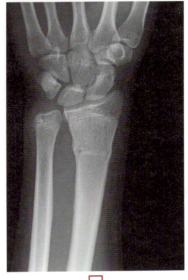

解説図

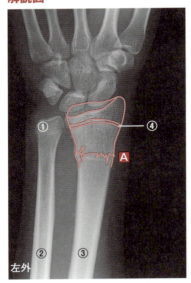

左外

A 骨折線
⇒ 脱臼
①尺骨茎状突起
②尺骨
③橈骨
④骨端軟骨

単純エックス線画像　左手側面像

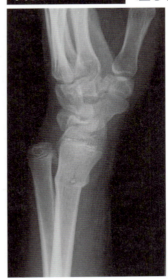

解説図　掌側

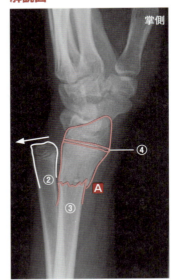

A 骨折線
⇒ 脱臼
②尺骨
③橈骨
④骨端軟骨

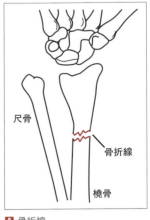

尺骨
骨折線
橈骨

読み方
- 骨端軟骨を認めるので小児である．
- A：橈骨遠位端の骨折線（若木骨折：完全に折れず，若木が折れるように一部がくっついている骨折）を認める．
- ⇒：遠位橈尺関節および尺骨の背側脱臼を認める．

第3章 四肢（上肢・下肢）

18 （左）Colles骨折（橈骨遠位端背側転位骨折）

→ 正常像：61頁 10 参照

単純エックス線画像 左手背正面像

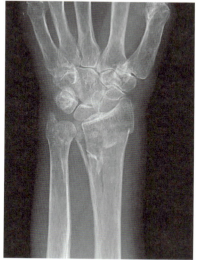

解説図

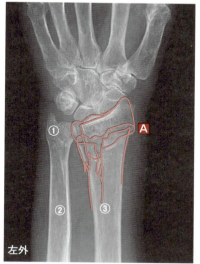

左外

A 骨折線
①尺骨茎状突起
②尺骨
③橈骨

単純エックス線画像 左手側面像

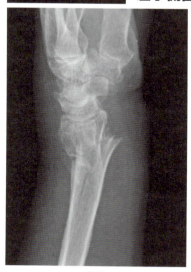

解説図

掌側

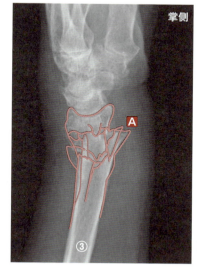

A 骨折線
③橈骨

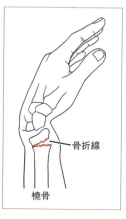

骨折線
橈骨

読み方
・A：橈骨遠位端に（粉砕された）骨折線が認められる．
・橈骨遠位骨片が背側に転位している．

79

疾患像：上肢

19 （左）Smith 骨折（橈骨遠位端掌側転位骨折）

→ 正常像：61頁 ⑩ 参照

単純エックス線画像　左手背正面像

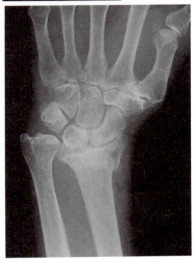

解説図

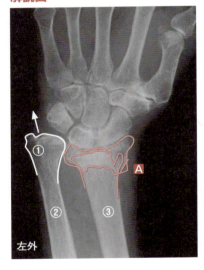

左外

Ⓐ 骨折線
⇒ 尺骨突き上げ
　を認める
①尺骨茎状突起
②尺骨
③橈骨

単純エックス線画像　左手側面像

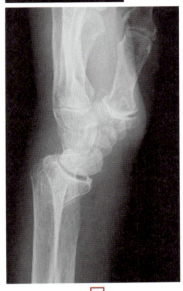

解説図

掌側

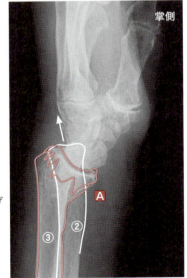

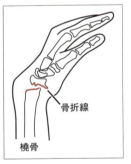

骨折線
橈骨

Ⓐ 骨折線
⇒ 尺骨突き上げ
　を認める
②尺骨
③橈骨

読み方
・Ⓐ：橈骨遠位端に骨折線を認める．
・⇒：Smith 骨折に尺骨突き上げ症候群が合併している．
・橈骨遠位骨片の掌側への転位を認める．

第3章 四肢（上肢・下肢）

20 （左掌側）Barton 骨折（橈骨遠位端関節内骨折）

→ 正常像：61頁 10 参照

単純エックス線画像　左手背正面像

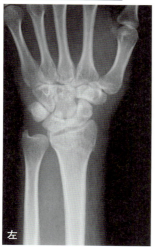

単純エックス線画像　左手側面像

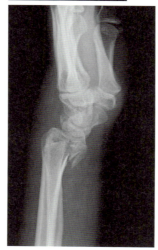

解説図

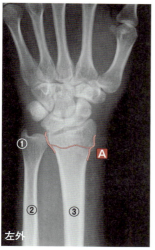

A 骨折線
①尺骨茎状突起
②尺骨
③橈骨

解説図

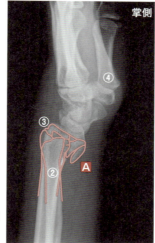

A 骨折線
②尺骨
③橈骨
④第1中手骨

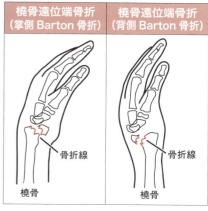

橈骨遠位端骨折（掌側 Barton 骨折）／橈骨遠位端骨折（背側 Barton 骨折）

骨折線　橈骨

読み方
・A：橈骨遠位端の骨折線が認められる．
・骨折線が関節内まで達しているのが確認できる．
・遠位骨片は掌側へ転位している（掌側 Barton 骨折）．

疾患像：上肢

21 （右）Benet（ベネット）骨折

→ 正常像：61頁 ⑫ 参照

単純エックス線画像　右手第1指背側面像

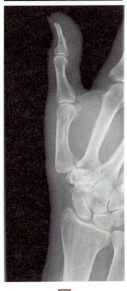

単純エックス線画像　右手第1指側面像

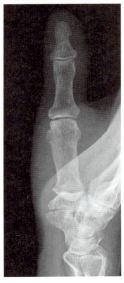

解説図

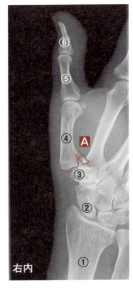

右内

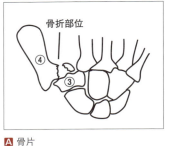

骨折部位

A 骨片
①橈骨
②舟状骨
③大菱形骨
④第1中手骨
⑤第1基節骨
⑥第1末節骨

解説図

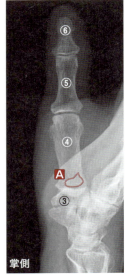

掌側

A 骨片
③大菱形骨
④第1中手骨
⑤第1基節骨
⑥第1末節骨

 読み方
- A：第1中手骨底部尺側に骨片が認められる．
- 第1手根中手骨（CM）関節の脱臼骨折である．
- 原因：球技やボクシングのパンチなどで母指先端に強い外力が加わったときに起こりやすい．

第3章　四肢（上肢・下肢）

22 （右）ボクサー骨折（中手骨頸部骨折）

→ 正常像：61頁 12 参照

単純エックス線画像　右手第5指正面像

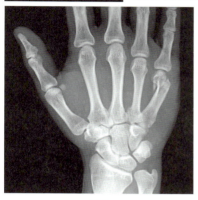

解説図

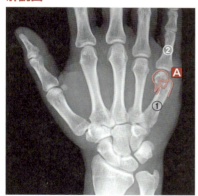

A 骨折線
①第5中手骨
②第5基節骨

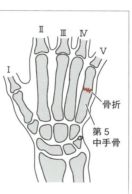

骨折
第5中手骨

単純エックス線画像　右手第5指斜面像

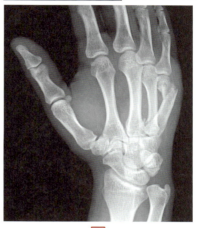

解説図

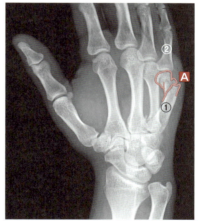

A 骨折線
①第5中手骨
②第5基節骨

- A：第5中手骨頸部に骨折が認められる．
- 遠位骨片は手掌側へ偏位している．
- 原因：ボクシングのパンチで手指の先端に外力が加わったときに起こりやすい．
- 好発部位：第4，第5中手骨

疾患像：上肢

23 左（骨性）マレット変形（槌指）（DIP関節内の骨折）

→ 正常像：61頁 13 参照

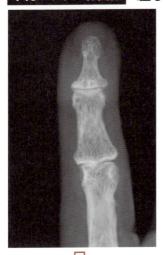

単純エックス線画像　左手第5指背面像

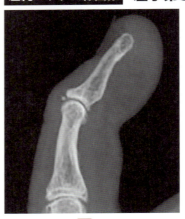

単純エックス線画像　左手第5指側面像

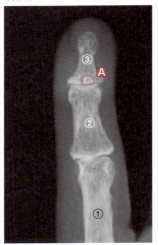

解説図

Ⓐ 骨折部位
◯ 骨片
① 基節骨
② 中節骨
③ 末節骨

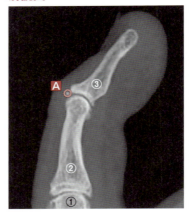

解説図

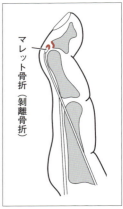

マレット骨折（剥離骨折）

Ⓐ 骨折部位　◯ 骨片
① 基節骨　② 中節骨　③ 末節骨

 読み方 ・側面像では左手第5指末節骨の剥離骨片が認められる．

＊マレット変形

指の第1関節が木槌のように曲がった状態になるため，マレット変形と呼ばれる．マレット変形の中には，「①伸筋腱が伸びたために生じるもの」，「②第1関節内の骨折が生じて起こるもの」の2つのタイプがある．①は指を伸ばす伸筋腱が切れたために生じるもので，腱性マレット指（腱性マレットフィンガー）という．②は第1関節の関節内の骨折が生じ，伸筋腱がついている骨が関節内骨折を起こしてずれた状態になったもので，骨性マレット指（骨性マレットフィンガー）という．足趾にもみられる．

第 3 章 四肢（上肢・下肢）

24 （右）（母指）Z 変形（ダックネック変形）

→ 正常像：61 頁 12 参照

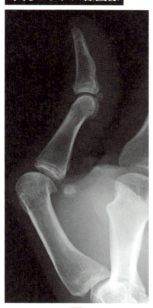

単純エックス線画像

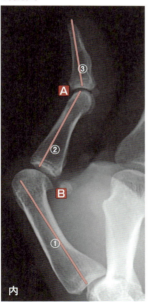

解説図

A IP 関節の過伸展変形
B MP 関節の過屈曲変形
―― Z 変形
① 母指中手骨
② 母指基節骨
③ 母指末節骨

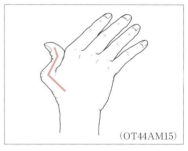

(OT44AM15)

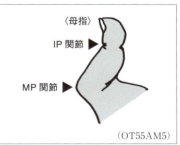

〈母指〉
IP 関節
MP 関節

(OT55AM5)

 読み方
・母指 MP 関節の過屈曲変形，母指 IP 関節の過伸展変形により，母指に Z 変形が認められる．
・原因：高齢または関節リウマチなどにより，短母指伸筋腱の付着部の緩みと長母指伸筋腱の尺側脱臼

85

疾患像：上肢

25 （右）（第2〜5指）ボタンホール変形

→ 正常像：61頁 13 参照

単純エックス線画像

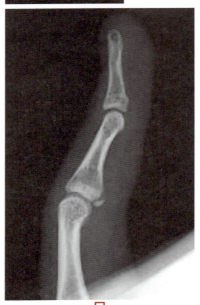

⇩

解説図

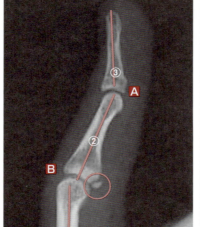

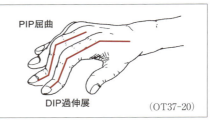

PIP屈曲
DIP過伸展
（OT37-20）

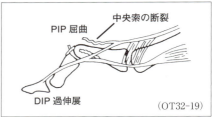

中央索の断裂
PIP屈曲
DIP過伸展
（OT32-19）

A DIP の過伸展
B PIP の屈曲
○ 骨片
── ボタンホール変形
① 第5基節骨
② 第5中節骨
③ 第5末節骨

 読み方
・第5中節骨底部の剥離骨折が認められる．
・第5 PIP関節が過屈曲位，DIP関節が過伸展位に変形している．

MEMO

正常像 下肢

1 骨盤周囲・股関節：正面像
単純エックス線画像

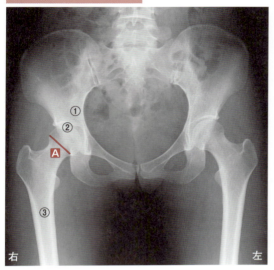

A 骨端線（成長板）　①寛骨臼　②大腿骨頭　③大腿骨

2 大腿骨（右）：正面像
単純エックス線画像

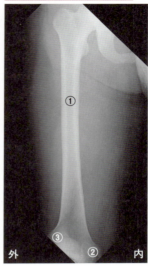

①大腿骨　②大腿骨内側上顆
③大腿骨外側上顆

3 下腿（右）：正面像
単純エックス線画像

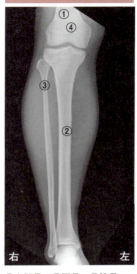

①大腿骨　②脛骨　③腓骨
④膝蓋骨

4 膝関節（右）：正面像
単純エックス線画像

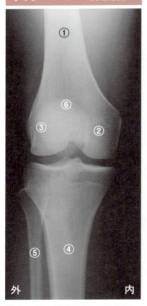

①大腿骨　②大腿骨内側上顆
③大腿骨外側上顆　⑥脛骨
⑤腓骨　⑥膝蓋骨

5 膝関節（右）：内側面像
単純エックス線画像

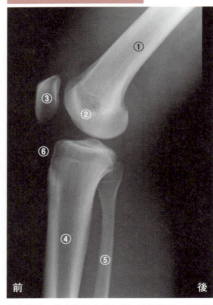

①大腿骨　②大腿骨内側上顆　③膝蓋骨　④脛骨
⑤腓骨　⑥脛骨粗面

6 足部（左先端）：背面像
単純エックス線画像

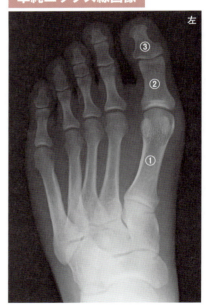

①第1中足骨　②第1基節骨　③第1末節骨

第3章 四肢（上肢・下肢）

7 膝関節（前十字靱帯）：側面像
MRI（T2WI）

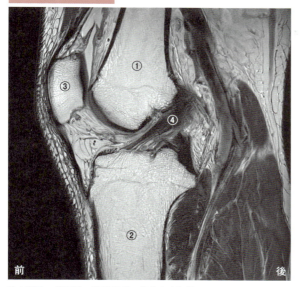

①大腿骨　②脛骨　③膝蓋骨　④前十字靱帯

8 膝関節（後十字靱帯）：側面像
MRI（T2WI）

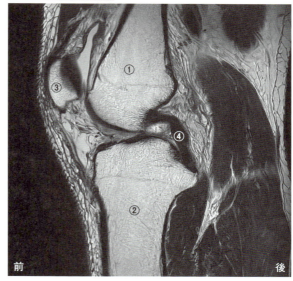

①大腿骨　②脛骨　③膝蓋骨　④後十字靱帯

9 膝関節（右半月板）：内側面像
MRI（T2*（スター）WI）

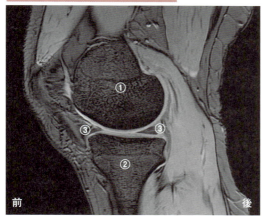

①大腿骨
②脛骨
③内側半月板

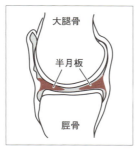

10 膝関節（右半月板）：正面像
MRI（T2*（スター）WI）

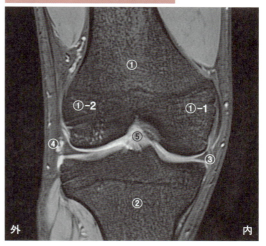

①大腿骨　①-1 内側上顆　①-2 外側上顆　②脛骨
③内側半月板　④外側半月板　⑤前十字靱帯

89

疾患像：下肢

1 （右）恥骨骨折

→ 正常像：88頁 **1** 参照

単純エックス線画像 正面像

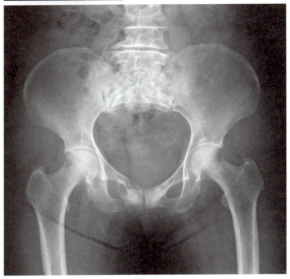

解説図

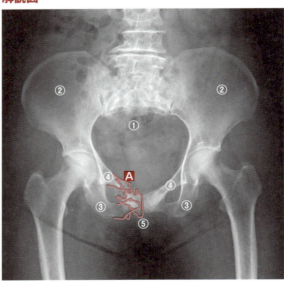

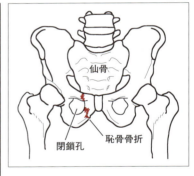

A 骨折線
① 仙骨
② 腸骨
③ 坐骨
④ 恥骨
⑤ 恥骨結合

- **A**：恥骨の上枝・下枝に骨折線がある．右閉鎖孔が変形している．
- 原因：圧迫されたときの直達外力や転倒したときの介達外力による．
- 症状：受傷時に幹部の痛みと腫脹，歩行困難が認められた．

第3章 四肢（上肢・下肢）

2 （右）Perthes病（ペルテス）

→ 正常像：88頁 **1** 参照

単純エックス線画像 正面像

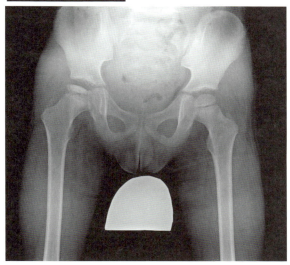

解説図

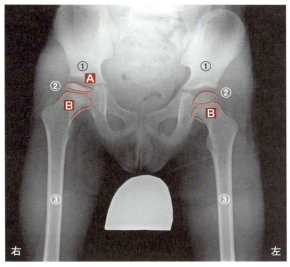

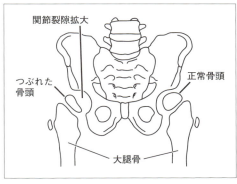

A 右大腿骨頭の陥没変形（扁平化）
B 骨端線の水平化
①寛骨臼
②大腿骨頭
③大腿骨

読み方
- **A**：右大腿骨頭の陥没変形（扁平化）
- **B**：両側骨端線（成長板）の水平化が認められる．

〈Perthes病の特徴〉
- 好発年齢：3～12歳
- 性別：男児に多い．

疾患像：下肢

3 （両側）発育性股関節形成不全

→ 正常像：88頁 **1** 参照

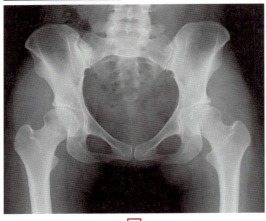

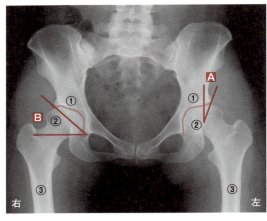

A CE角
B Sharp角
①寛骨臼（臼蓋）
②大腿骨頭
③大腿骨

読み方

- A：左CE角が20°以下で，臼蓋形成不全である．
- 両側の臼蓋形成が浅いことを認める．
- 両側の大腿骨頭が亜脱臼している．
- 大腿骨頭には問題がない．
- B：右Sharp角は45°以上で，発育性股関節形成不全である．

〈発育性股関節形成不全の特徴〉
- 片側性と両側性がある．
- 女児に多く，母親が初産の小児に多い．

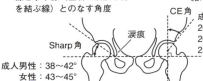

〈臼蓋角（Sharp角）〉
涙痕下縁と臼蓋外側縁を結ぶ線と水平線（左右の涙痕下縁を結ぶ線）とのなす角度

成人男性：38〜42°
女性：43〜45°

〈CE角〉
骨頭中心を通る垂線と骨頭中心と臼蓋外側縁を結んだ線とのなす角度

成人
20°以下：臼蓋形成不全
20〜25°：ボーダーライン
25〜35°：正常

第3章 四肢（上肢・下肢）

4 （両側）大腿骨頭すべり症

→ 正常像：88頁 **1** 参照

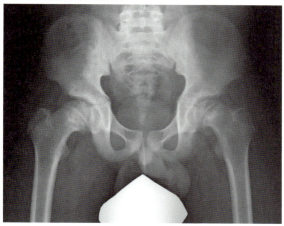

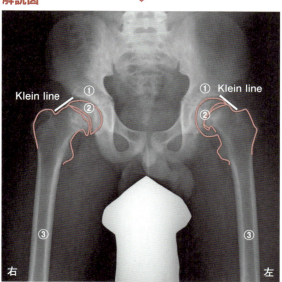
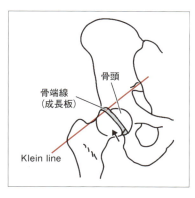

① 寛骨臼
② 大腿骨頭
③ 大腿骨

- 両大腿骨頭の外縁はKlein line*より内側にある（正常であれば外側にある）．特に左側のすべりが著しい．
- 好発年齢：思春期（10〜16歳）の男性
- 原因：成長板の脆弱化（外傷，股関節変形，肥満，炎症，思春期甲状腺ホルモンの低下など）

※ Klein line
　大腿骨頸部外側縁に引いた線の延長線

疾患像：下肢

5 （左）変形性股関節症

→ 正常像：88頁 **1** 参照

単純エックス線画像 左股関節

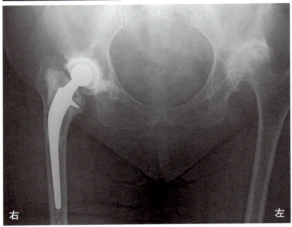
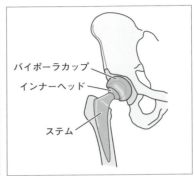

（右：人工股関節置換術後）

解説図

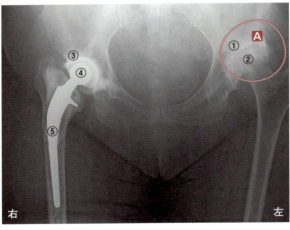
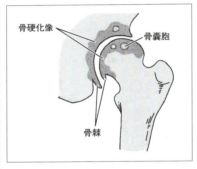

A 左の変形性股関節症
①寛骨臼
②大腿骨頭
③カップ
④インナーヘッド
⑤ステム

- 左の股関節の変形もかなり進行している．
- 骨頭の扁平化を認める．
- 関節裂隙の狭小化を認める．
- 臼蓋荷重部の骨硬化（白っぽい）を認める．
- 症状：先天性股関節脱臼の既往をもつ患者で，歩行時の痛みが増加
- 右の股関節：人工骨頭置換術後である．

94

第3章 四肢（上肢・下肢）

6 （両側）人工股関節置換術

→ 正常像：88頁 ❶ 参照

単純エックス線画像 （左）人工股関節置換術前

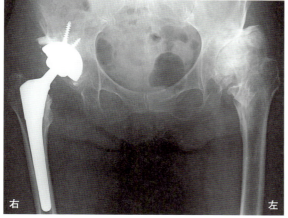

（右：人工股関節置換術後）

単純エックス線画像 （両側）人工股関節置換術後

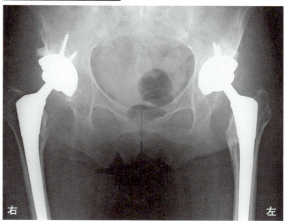

解説図

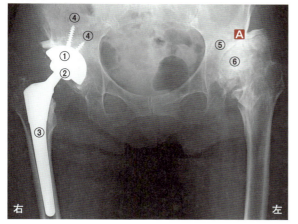

A 左の変形性股関節症
①人工臼蓋　②人工骨頭　③ステム　④スクリュー　⑤左寛骨臼
⑥左大腿骨頭

解説図

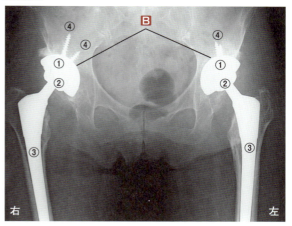

B 左右ともに人工股関節に置換
①人工臼蓋　②人工骨頭　③ステム　④スクリュー

- 術前：左の大腿骨頭の変形および関節裂隙の狭小化が認められる．
- 患者：両側性の変形性股関節症の女性である．
- 症状：歩行開始時の痛みが強く出現
- 関節置換後は両側にT字杖使用にて独歩している．

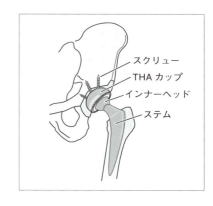
スクリュー
THAカップ
インナーヘッド
ステム

95

疾患像：下肢

7 （両側）大腿骨頸部内側骨折

→ 正常像：88頁 ❶ 参照

単純エックス線画像 正面像

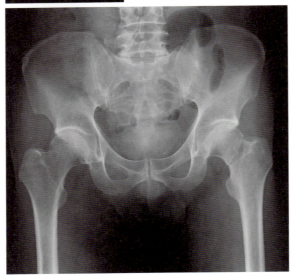

解説図

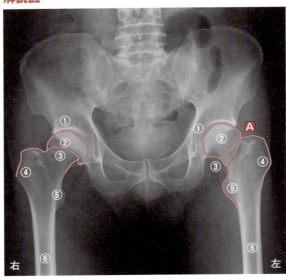

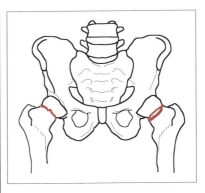

A 骨折線
① 寛骨臼
② 大腿骨頭
③ 大腿骨頸部
④ 大転子
⑤ 小転子
⑥ 大腿骨

読み方
・両側の大腿骨頸部（骨頭直下）に骨折線が認められる．
・骨折部に若干の短縮位が認められる．
・原因：高齢者の転倒による骨折で多い．

第3章 四肢（上肢・下肢）

8 （左）大腿骨転子部骨折

→ 正常像：88頁 ❶ 参照

単純エックス線画像 正面像

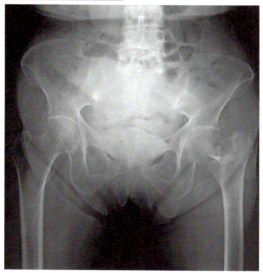

解説図

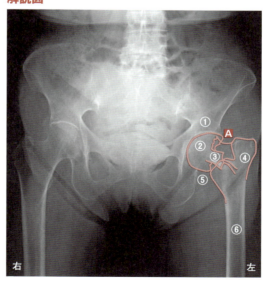

Ⓐ 骨折線
① 寛骨臼
② 大腿骨頭
③ 大腿骨頸部
④ 大転子
⑤ 小転子
⑥ 大腿骨

- 左大腿骨頸部および小転子に骨折線を認める．
- 骨転位（近位骨片は外側前方への転位，遠位骨片は内側後方への転位）があり，大腿はやや短縮位である．
- 症状：受傷直後に起立不能となり，大腿骨近位外側部の疼痛を訴える．

疾患像：下肢

9 （左）大腿骨転子下（近位1/3部）骨折

→ 正常像：88頁 **1** 参照

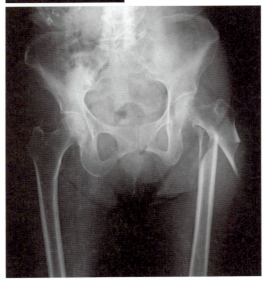

単純エックス線画像　正面像

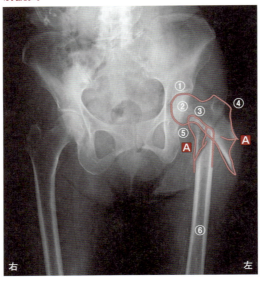

解説図

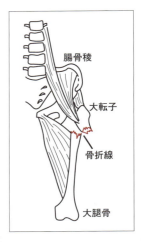

Ⓐ 骨折線
① 寛骨臼
② 大腿骨頭
③ 大腿骨頸部
④ 大転子
⑤ 小転子
⑥ 大腿骨

読み方
- 正面像：左大腿骨転子下にらせん状の骨折線を認める．
- 正面像および側面像：骨転位（近位骨片は外側前方への転位，遠位骨片は内側後方への転位）があり，大腿は短縮位である．
- 原因：交通事故や転落などの高エネルギー外傷が多い．

第3章 四肢（上肢・下肢）

10 （右）大腿骨骨幹部骨折

→ 正常像：88頁 2 参照

単純エックス線画像　正面像

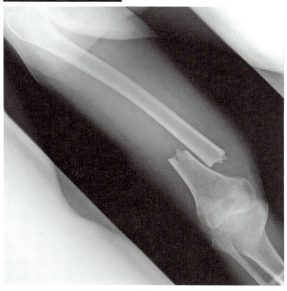

解説図

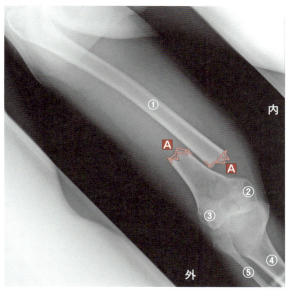

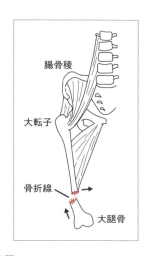

A 骨折線
① 大腿骨
② 大腿骨内側上顆
③ 大腿骨外側上顆
④ 脛骨
⑤ 腓骨

読み方
・大腿骨骨幹部（遠位）に骨折線が認められ，骨転位（近位骨片は内側へ，遠位骨片は外側へ）を認める．大腿は短縮位となっている．
・症状：外傷直後から，起立・自動運動不能となり自発痛が著明であった．

疾患像：下肢

11 （右）大腿骨外側上顆骨折

→ 正常像：88頁 4 参照

単純エックス線画像 正面像

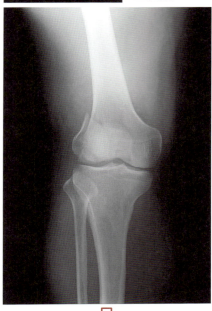

解説図

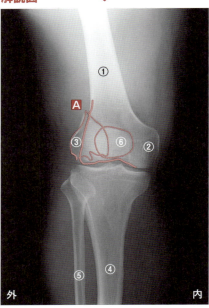

外 内

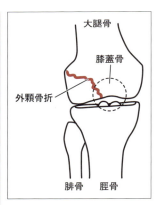

A 骨折線
① 大腿骨
② 大腿骨内側上顆
③ 大腿骨外側上顆
④ 脛骨
⑤ 腓骨
⑥ 膝蓋骨

 読み方
- 右大腿骨外側上顆に骨折線を認める．
- 骨片の後方転位を認める．
- 症状：受傷と同時に起立不能となり疼痛が著明となる．

第3章 四肢（上肢・下肢）

12 前十字靱帯損傷

→ 正常像：89頁 7 参照

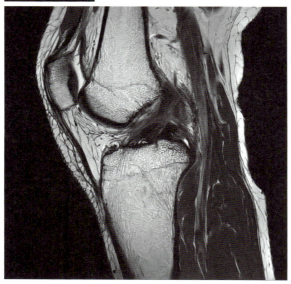

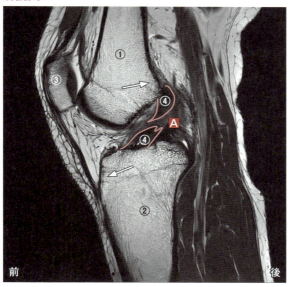

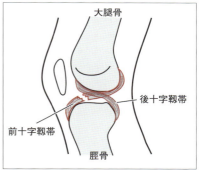

A 前十字靱帯断裂部
矢印：偏位の方向
①大腿骨
②脛骨
③膝蓋骨
④前十字靱帯

読み方
- 前十字靱帯中央部に断裂を認める．
- 大腿骨は後方へ，脛骨は前方へ若干偏位している．
- 原因：スポーツ中のジャンプ着地時に受傷した．
- 受傷直後から膝関節の腫脹，痛み，関節可動域制限が出現した．

101

疾患像：下肢

13 後十字靱帯損傷

→ 正常像：89頁 8 参照

MRI（T2WI）側面像

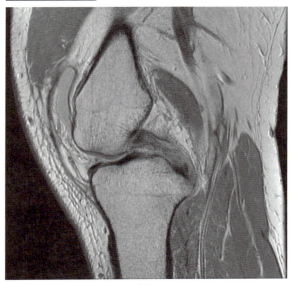

解説図

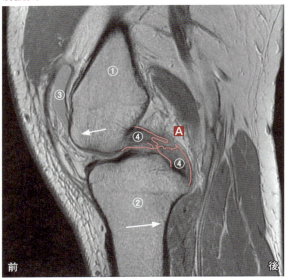

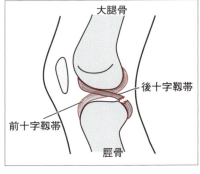

A 前十字靱帯断裂部
矢印：偏位の方向
①大腿骨
②脛骨
③膝蓋骨
④前十字靱帯

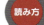
- 後十字靱帯中央部に断裂を認める．
- 大腿骨は前方へ，脛骨は後方へ偏位している．
- 原因：交通事故により膝を前面より強打した．脛骨粗面部の打撲による皮下出血と膝の痛みが出現した．

第3章 四肢（上肢・下肢）

14 （右）内側・外側の半月板損傷

→ 正常像：89頁 10 参照

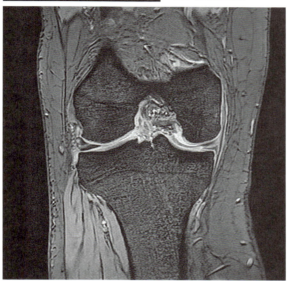

解説図

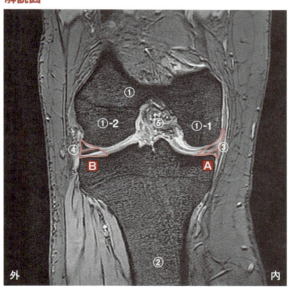

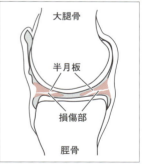

A 内側半月板損傷
B 外側半月板損傷
①大腿骨
①-1 内側上顆
①-2 外側上顆
②脛骨
③内側半月板
④外側半月板
⑤前十字靱帯

読み方
- 内側半月板損傷・外側半月板損傷
- 右正面像：内側半月板 A, 外側半月板 B ともに水平断裂がみられる.
- 膝関節屈曲時に疼痛, 荷重時に疼痛がある.
- 膝関節可動時に引っかかり感がみられる.

103

疾患像：下肢

15 （右）変形性膝関節症

→ 正常像：88頁 4 参照

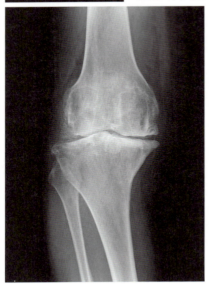

単純エックス線画像　右膝正面像

解説図

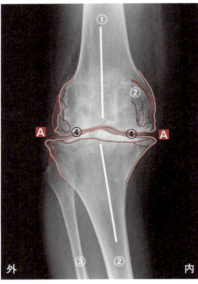

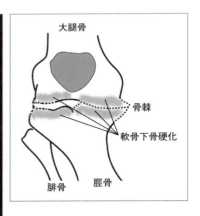

A 関節裂隙の狭小化
① 大腿骨
② 脛骨
③ 腓骨
④ 大腿脛骨関節

- 自覚症状：膝関節屈曲時や歩行時および階段昇降時に膝の痛みが出現する．
- A：大腿脛骨関節（膝関節）の関節裂隙の狭小化を認める．内側も外側も骨棘がみられる．
- 大腿長軸と脛骨長軸（白線）：ズレ（内反変形：内反膝）がみられる．
- 膝関節：関節面の硬化像を認める．

第3章 四肢（上肢・下肢）

16 （右）変形性膝関節症／（右）人工膝関節全置換術

→ 正常像：88頁 4, 5 参照

単純エックス線画像 右膝内側面像

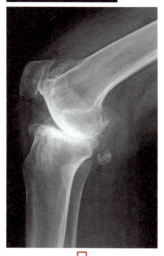

単純エックス線画像 右膝正面像

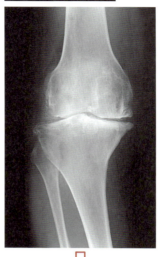

人工膝関節全置換術後
（右膝内側面像）

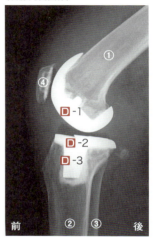

解説図 ⇩

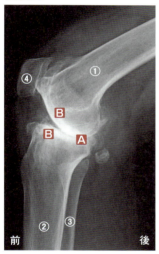

解説図 ⇩

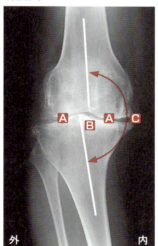

（右膝正面像）

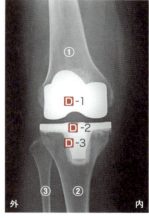

A 膝関節裂
B 関節面の骨硬化像
①大腿骨 ②脛骨 ③腓骨
④膝蓋骨

A 膝関節裂
B 関節面の骨硬化像
C 大腿長軸と下腿長軸のなす角
〔内反変形（内反膝）〕
①大腿骨 ②脛骨 ③腓骨
④膝蓋骨

D 人工膝関節（D-1 大腿骨コンポーネント，D-2 ベアリング，D-3 脛骨コンポーネント）
①大腿骨 ②脛骨 ③腓骨 ④膝蓋骨

読み方
・関節裂隙の狭小化（A）および関節面の骨硬化像（B）を認める．
・大腿長軸と下腿長軸（白線）のなす角に内反変形〔内反膝（C）〕が認められる．

読み方
・変形性膝関節症の進行により膝の痛みと歩行困難が生じ，痛みの軽減と歩行能力の改善を目的に人工膝関節全置換術が実施された．
・D：大腿脛骨関節（膝関節）は人工膝関節に置換されている．

疾患像：下肢

17 （左）Osgood-Schlatter 病
オスグッド シュラッター

→ 正常像：88頁 5 参照

単純エックス線画像 左下腿内側面像

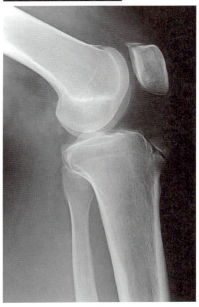

解説図

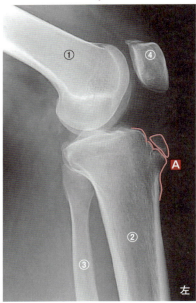

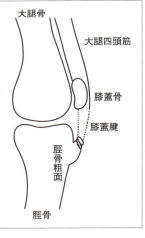

A 脛骨粗面剥離
① 大腿骨
② 脛骨
③ 腓骨
④ 膝蓋骨

読み方
・A：脛骨粗面の剥離が認められる．
・大腿骨・膝蓋骨・腓骨：異常は認められない．

第3章 四肢（上肢・下肢）

18 脛骨中下 1/3 骨折および腓骨骨折

→ 正常像：88頁 **3** 参照

単純エックス線画像 右下腿正面像

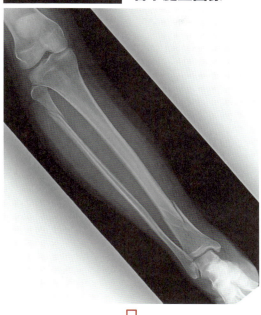

解説図

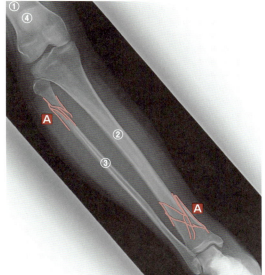

右

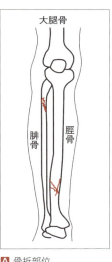

A 骨折部位
①大腿骨
②脛骨
③腓骨
④膝蓋骨

読み方
- 脛骨：脛骨中下 1/3 部以下に複数亀裂の骨折線が認められる．転位はみられない．
- 腓骨：腓骨頭直下に骨折線を認める．転位はみられない．

疾患像：下肢

19 （右）腓骨外果骨折

→ 正常像：88頁 3 参照

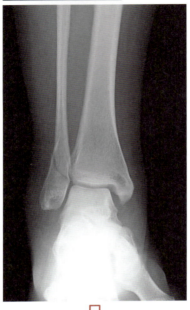

単純エックス線画像　右下腿正面像

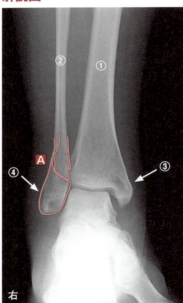

解説図

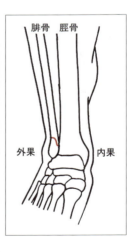

A 骨折部位
① 脛骨
② 腓骨
③ 内果
④ 外果

読み方
・腓骨：腓骨下部の外果に骨折線が認められる．転位はみられない．

第3章 四肢（上肢・下肢）

20 関節リウマチ（左足部）

→ 正常像：88頁 6 参照

単純エックス線画像

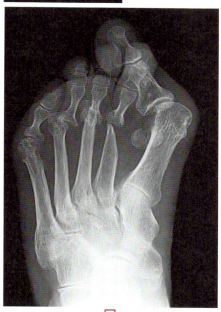

解説図

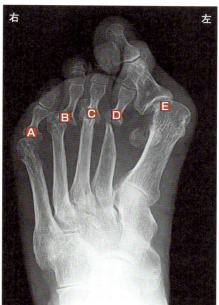

右　　　　　　　　　　左

A〜D 第2〜5MP関節の
　　　脱臼・変形
E 第1MP関節の脱臼

読み方
- 第1趾の外反母趾変形を認める．
- 特に第2・3の中足骨骨頭の骨破壊と吸収が著明で，ムチランス変形を呈している．
- 症状：MP関節部の痛み

MEMO

第4章 胸部（肺・心臓）

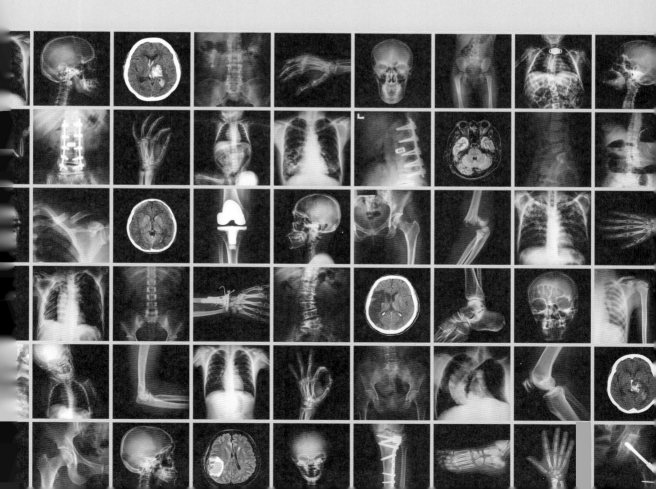

正常像 胸部

■胸部画像の基本的な読影ポイント

その1：胸部前額断での「単純エックス線画像」を読み取ろう！

単純エックス線画像上での白黒陰影で臓器の位置を見てみよう．

単純エックス線画像上での陰影の特徴を，①肺の容積・形（膨張性），②肺の陰影の濃淡（透過性亢進は黒く，透過性低下は白い），③肺内のさまざまな陰影（すりガラス陰影，シルエットサイン），④横隔膜の位置・高さ，⑤心臓の大きさ・形・傾きなどで確認する．

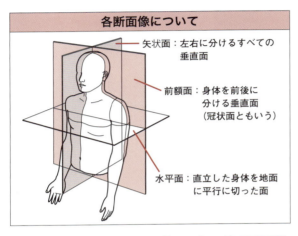
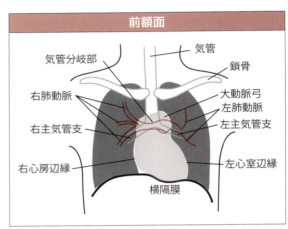

その2：胸部水平断での「エックス線CT画像」を読み取ろう！

胸部エックス線CT画像はエックス線を使った胸部の断層写真で，人体を透過したエックス線をコンピュータで処理して身体の輪切り像をつくるので，色の濃淡（白黒）は単純エックス線画像と同じである．以下に前額面と矢状面における水平断の高さ（①〜④）を示す．

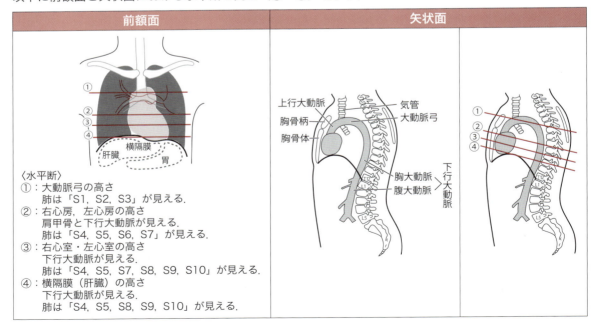

〈水平断〉
① : 大動脈弓の高さ
　　肺は「S1, S2, S3」が見える．
② : 右心房，左心房の高さ
　　肩甲骨と下行大動脈が見える．
　　肺は「S4, S5, S6, S7」が見える．
③ : 右心室・左心室の高さ
　　下行大動脈が見える．
　　肺は「S4, S5, S7, S8, S9, S10」が見える．
④ : 横隔膜（肝臓）の高さ
　　下行大動脈が見える．
　　肺は「S4, S5, S8, S9, S10」が見える．

第4章 胸部（肺・心臓）

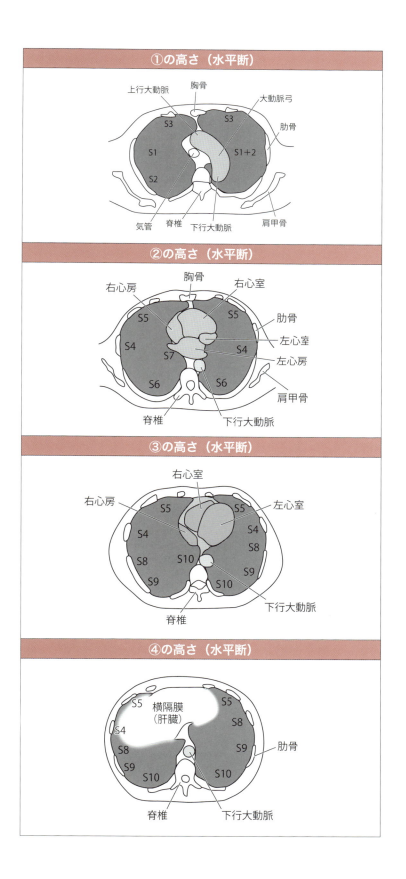

正常像 胸部

1 心臓・肺・横隔膜：前額断像

単純エックス線画像

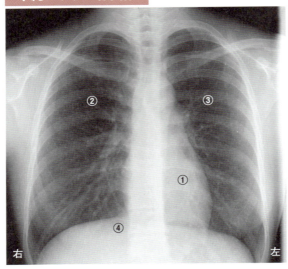

①心臓　②右肺　③左肺　④横隔膜

2 気管・食道・肺：水平断像

エックス線CT画像　（113頁 ①の高さ）

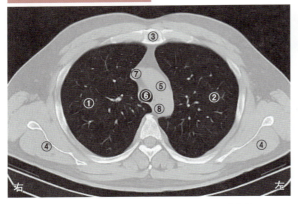

①右肺　②左肺　③胸骨　④肩甲骨　⑤大動脈弓　⑥気管
⑦上大静脈　⑧食道

3 心臓・肺：水平断像

エックス線CT画像　（113頁 ②の高さ）

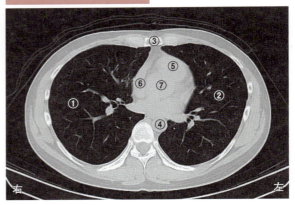

①右肺　②左肺　③胸骨　④下行大動脈　⑤左心室　⑥右心室
⑦左心房

疾患像：肺　　　　　　　　　　　　　　　　　第4章　胸部（肺・心臓）

1 肺気腫

→ 正常像：114頁 **1**, **3** 参照

単純エックス線画像 前額断像

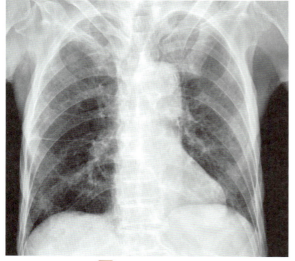

エックス線CT画像 水平断像（113頁 ③の高さ）

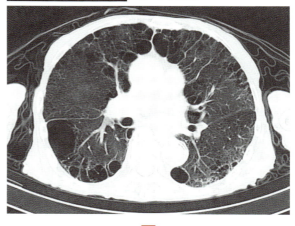

解説図

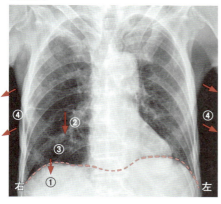

→ 拡張
① 横隔膜低位
② 肋間腔拡大
③ 透過性亢進
④ 樽状胸郭

解説図

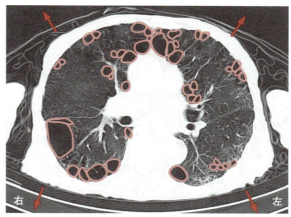

○：気腫性肺囊胞（ブラ，ブレブ）
→ （前後左右への）胸郭の拡張

読み方
- ①：右の横隔膜低位が著明である．
- ②，③：特に右の肋間腔の拡大と右の透過性の亢進が著明である．
- ④：胸郭全体に胸郭拡張による樽状胸郭がみられる．

読み方
- 胸郭全体の拡張（樽状胸郭）が著明である．
- 両肺全体に肺気腫の特徴である気腫性肺囊胞（ブラ，ブレブ）が多数みられる．
  ※ブラ：1cm以上で胸膜下に位置する囊胞
  　ブレブ：1cm以下で臓側胸膜内に位置する囊胞

115

疾患像：肺

2 肺線維症

→ 正常像：114頁 **1**, **3** 参照

単純エックス線画像

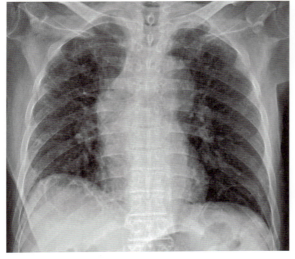

エックス線CT画像 水平断像（113頁 ②の高さ）

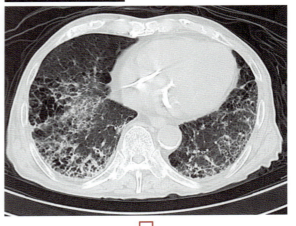

解説図

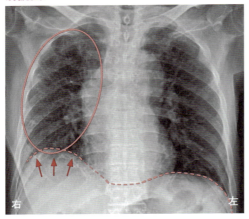

解説図

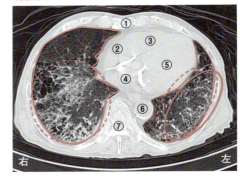

①胸骨
②右心房
③右心室
④左心房
⑤左心室
⑥下行大動脈
⑦脊椎

読み方
- ◯：肺の線維化（蜂巣肺），右肺容積の減少
- →：右側横隔膜の挙上
- 両肺の透過性の減少がみられる．

読み方
- ◯：右側横隔膜の挙上，右肺容積の減少
- 両肺全体（上葉および下葉の後方）の線維化
- 特に下葉の線維化が著しい．
- ◌：両肺全体に肺胞の線維化がみられる．
- 特に下葉背面に著明な蜂巣肺がみられる．

第4章 胸部（肺・心臓）

3 胸水・肺水腫

→ 正常像：114頁 3 参照

エックス線CT画像 水平断像（113頁 ②の高さ）

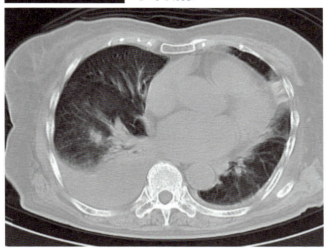

解説図

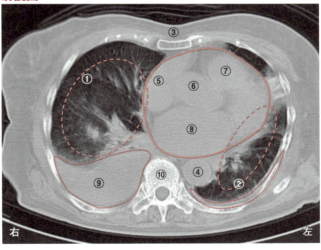

①右肺
②左肺
③胸骨
④下行大動脈
⑤右心房
⑥右心室
⑦左心室
⑧左心房
⑨胸水
⑩脊椎

読み方
- ②：左肺の圧迫縮小
- ⑤〜⑧：心肥大がみられる．
- ⑨：胸膜腔に胸水が著明に貯留している．
- ⟨⟩：肺水腫による細気管支部〜肺胞の水分貯留

117

疾患像：肺

4 気胸

→ 正常像：114頁 **2** 参照

エックス線CT画像 水平断像（113頁 ①の高さ）

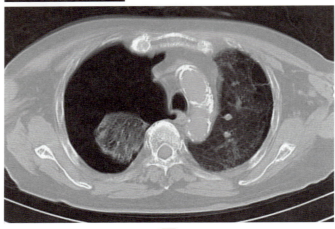

解説図

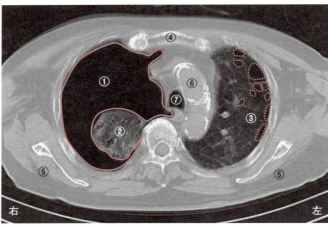

①右肺の気胸部（○：気胸部）
②つぶれた右肺
③左肺
④胸骨
⑤肩甲骨
⑥大動脈弓
⑦気管
◌：肺囊胞（ブラ，ブレブ）

読み方
・右肺：①：大きな気胸がみられる．
　　　　②：気胸のため右肺は萎縮している．
　　　　※ ◌：左肺に気腫性囊胞があることから右肺にも大きな囊胞が存在していたとみられ，
　　　　　　それが破堤し気胸を発生したものと思われる．
・左肺：③：肺の線維化がみられる．
　　　　　気腫性肺囊胞（ブラ，ブレブ）がみられる．
　　　　※ブラ：1cm以上で胸膜下に位置する囊胞
　　　　　ブレブ：1cm以下で臓側胸膜内に位置する囊胞
　　　　※巨大囊胞になると呼吸困難を呈し，感染などの合併や囊胞壁の破堤により気胸が発生する．
・大動脈：⑥：大動脈弓に動脈硬化（石灰化）がみられる．

疾患像：心臓　　　　　　　　　　　　　第4章　胸部（肺・心臓）

1　（心臓弁膜症による）心拡大

→ 正常像：114頁 **1** 参照

単純エックス線画像

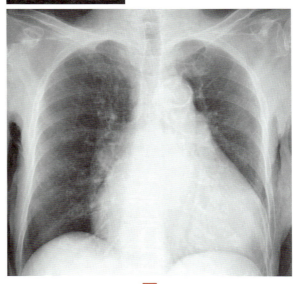

解説図

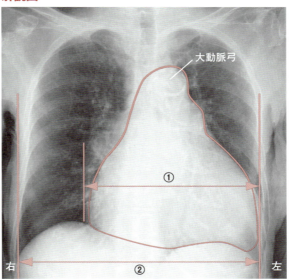

大動脈弓

- 病名：心臓弁膜症
- ①：心陰影の拡大がみられる．
- 心胸郭比（単位：％）は心臓の最大幅（①）÷胸郭の最大幅（②）で計算され，この値が50％を超えると心拡大と診断される．この症例の場合，心胸郭比は72.3％である．

119

疾患像：心臓

2 心タンポナーデ

→ 正常像：114頁 3 参照

エックス線CT画像 水平断像（113頁 ③の高さ）

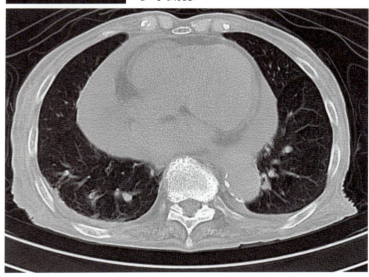

解説図

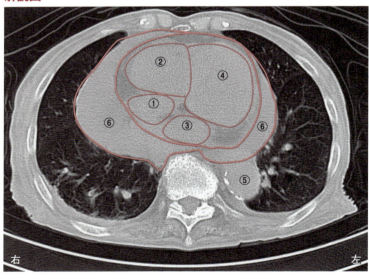

①右心房
②右心室
③左心房
④左心室
⑤下行大動脈
⑥心嚢液貯留（心タンポナーデ）

- ⑥：心嚢液の著明な貯留（心タンポナーデ）が認められる．
- ①〜④：心臓自体も肥大している．
- その結果，両肺の容積が減少している．
- ⑤：下行大動脈の石灰化が認められる．

付録 第50～59回 国試精選問題集

解答ならびに解説は別冊を参照してください.

第50～59回に出題された写真・画像問題のキーワードを以下の表にまとめた.

第50回	脳出血急性期のCT, 肩鎖関節脱臼のエックス線写真, 大腿骨骨幹部近位骨折のエックス線写真
第51回	頭頂連合野外側部脳梗塞のCT, 脊髄小脳変性症のMRI（T1WI）, 第1Köhler病のエックス線写真, 胸水貯留のCT
第52回	頭頂葉出血のCT, 海馬のMRI（T1WI）, 頭頂葉脳梗塞のMRI（FLAIR画像）, 後縦靱帯骨化と黄色靱帯骨化のMRI（T2WI）, 肩脱臼整復後の腋窩神経損傷のエックス線写真, 誤嚥性肺炎と胸水貯留のエックス線写真
第53回	視床出血のCT, 正常圧水頭症のMRI（T1WI）, 坐骨神経神経根症状のMRI（FLAIR画像）, 頭頂葉梗塞のMRI（DWI）, 槌指のエックス線写真, 発育性股関節形成不全のエックス線写真, 変形性関節症のエックス線写真と冠状断CT
第54回	中大脳動脈閉塞のMRI（DWI）とMRA, 内包後脚の脳梗塞急性期のMRI（DWI）, Monteggia骨折による橈骨輪状靱帯損傷のエックス線写真, 大腿骨近位部骨折のエックス線写真
第55回	硬膜外血腫のCT, 上腕骨近位端骨折のエックス線写真, Perthes病のエックス線写真, 恥骨骨折のエックス線写真, 閉塞性換気障害のエックス線写真とフローボリューム曲線
第56回	視床出血のCT, 頭蓋内腫瘍の造影MRI（T1WI）, 心原性脳梗塞のMRI（DWI）, 骨粗鬆症と脊椎椎体圧迫骨折のエックス線写真とMRI（T2WI）, 手関節尺屈による尺骨突き上げ症候群のエックス線写真, 人工骨頭置換術後（後方侵入法）のエックス線写真, 大腿骨転子部骨折のエックス線写真, 膝関節拘縮のエックス線写真, 下腿骨骨折後のエックス線写真
第57回	脊髄小脳変性症のMRI（FLAIR画像）, 顔面神経麻痺のMRI（DWI）, 上腕骨骨幹部骨折のエックス線写真, 人工股関節置換術後のエックス線写真, 脛骨高原骨折の術後のエックス線写真, 踵骨骨折術後のエックス線写真, 大腿骨遠位部骨肉腫のエックス線写真, 肺気腫のエックス線写真
第58回	多発性脳梗塞のMRI（FLAIR画像）, 正常圧水頭症のMRI（FLAIR画像）, 鎖骨骨幹部骨折のエックス線写真, 上腕骨顆上骨折のエックス線写真, 変形性膝関節症による高位脛骨骨切り術後のエックス線写真, 肺気腫のCT
第59回	被殻出血のCT, くも膜下出血のCT, 正常圧水頭症のCT, 心房細動の心電図と心原性脳塞栓症のMRI（DWI）, Colles骨折のエックス線写真, 膝蓋骨骨折のエックス線写真, 変形性膝関節症による高位脛骨骨切り術後のエックス線写真, 変形性足関節症の術後エックス線写真, 肺線維症のCT, 間質性肺疾患のエックス線写真

〈脳画像〉

1 PT59-AM3 実　　　【エックス線 CT】

65歳の男性．入浴中，軽度の意識障害および左片麻痺が突然出現したため救急車で搬送された．救急外来到着時の頭部単純 CT を下に示す．
考えられるのはどれか．

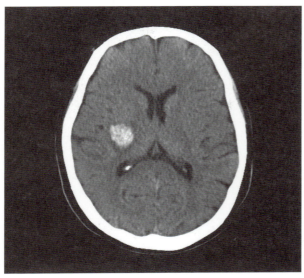

1. 慢性硬膜下血腫
2. くも膜下出血
3. 脳梗塞
4. 脳挫傷
5. 脳出血

右　　　　　　　　　左

2 PT59-PM4 実　　　【エックス線 CT】

51歳の女性．突然の意識障害で急性期病院に搬入された．意識レベルは JCS Ⅲ-200．血圧 182/102 mmHg．心拍数 72/分．項部硬直は陽性．発症時の頭部 CT を下に示す．
この患者で**疑う疾患**はどれか．

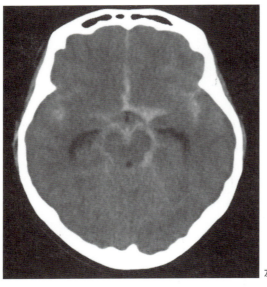

1. 髄膜炎
2. 脳腫瘍
3. 脳膿瘍
4. くも膜下出血
5. 急性硬膜下血腫

右　　　　　　　　　左

3 PT59-PM5 実 【エックス線CT】

その後，急性期病院で2週間の保存的治療を受け，回復期リハビリテーション病院に転院した．転院後，徐々に自発性低下，行動異常および頻回な転倒を認めた．転院してから約2週後の頭部CTを下に示す．考えられる他の特徴的な症状はどれか．

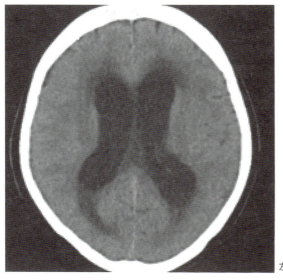

1. 下痢
2. 発熱
3. 血圧上昇
4. 視野障害
5. 排尿障害

4 PT53-PM6 実 【エックス線CT】

脳出血後の頭部CTを下に示す．
最も生じやすい症状はどれか．

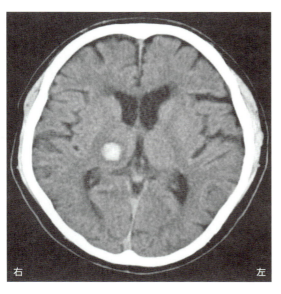

1. 系列的な動作が順番通りにできない．
2. 脳出血発症前のことが思い出せない．
3. 左からの刺激に反応しない．
4. 左手の感覚が脱失する．
5. 人の顔が区別できない．

5 OT52-AM26 【エックス線CT】

右利きの患者の頭部CTを下に示す．
最も考えられる症状はどれか．

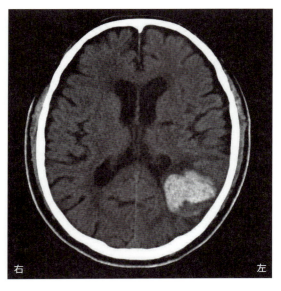

1. 左半側空間無視
2. 視覚失認
3. 着衣失行
4. 左右失認
5. 片麻痺

6 OT51-PM2 実 【エックス線CT】

82歳の女性．右利き．脳梗塞を発症して1か月が経過した．頭部CTを下に示す．
この患者にみられる症状で正しいのはどれか．

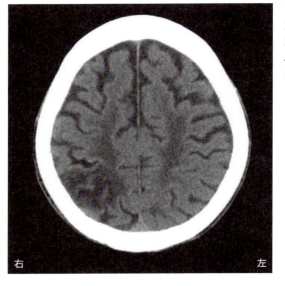

1. Broca失語
2. 他人の手徴候
3. 半側空間無視
4. Gerstmann症候群
5. 超皮質性感覚性失語

付　録

7　OT50-PM4　実　　【エックス線CT】

70歳の女性．右利き．高血圧性脳出血．急性期の頭部CTを下に示す．
この患者で最も出現しにくいのはどれか．

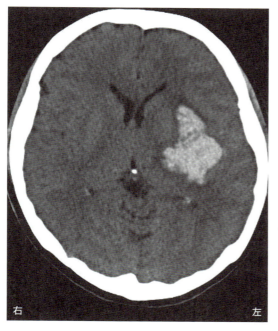

1. 片麻痺
2. 失語症
3. 感覚障害
4. 運動維持困難
5. 中枢性顔面神経麻痺

8　専門基礎 56-PM90　　【エックス線CT】

頭部CTを下に示す．
出血部位はどれか．

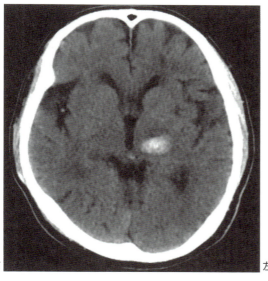

1. 後頭葉皮質下
2. 頭頂葉皮質下
3. 尾状核
4. 被　殻
5. 視　床

9 専門基礎 55-AM89　【エックス線 CT】

頭部 CT を下に示す.
所見として**考えられる**のはどれか.

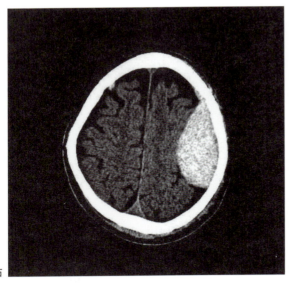

1. くも膜下出血
2. 硬膜外血腫
3. 硬膜下血腫
4. 脳動静脈奇形
5. 皮質下出血

右　　左

10 PT56-AM17 実　【MRI（造影 T1WI）】

52 歳の女性. 起床時の頭痛と嘔気を主訴に脳神経外科を受診した. 頭部造影 MRI T1 強調像を下に示す.
頭蓋内腫瘍摘出術が予定されており, 術前より理学療法が依頼された.
神経症候として認める可能性が最も**低い**のはどれか.

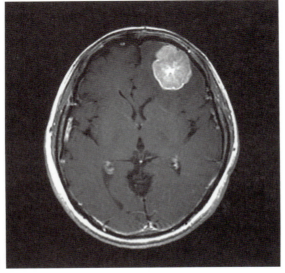

1. 失　語
2. 拮抗失行
3. 情緒障害
4. 注意障害
5. 遂行機能障害

右　　左

11　専門基礎 53-AM76　【MRI（T1WI）】

歩行障害がある患者の頭部 MRI の T1 強調冠状断像を下に示す．腰椎穿刺を行い髄液を排出させたところ，歩行障害が改善した．
最も考えられるのはどれか．

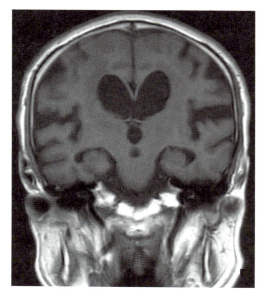

1. Parkinson 病
2. 正常圧水頭症
3. 脳梗塞
4. 脳出血
5. 慢性硬膜下血腫

12　専門基礎 52-AM77　【MRI（T1WI）】

頭部 MRI の T1 強調冠状断像を下に示す．
矢印の部位はどれか．

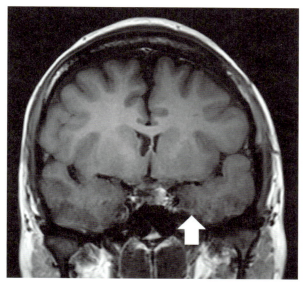

1. 前頭弁蓋
2. 帯状回
3. 尾状核
4. 海　馬
5. 島

13 PT51-PM8 実 【MRI（T1WI）】

つまずきやすさを主訴に来院した70歳の患者の頭部MRIのT1強調矢状断像を下に示す．この患者で主訴に関連のある症状はどれか．

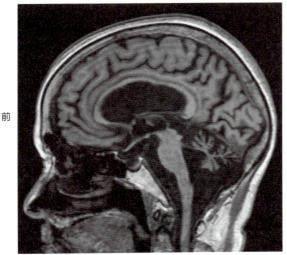

1. 運動失調
2. 感覚障害
3. 視野障害
4. 前庭障害
5. 歩行失行

14 PT58-AM3 実 【MRI（FLAIR画像）】

82歳の女性．高血圧と糖尿病の治療を長期にわたり行っている．徐々に歩行障害がみられるようになり，転倒することが多くなった．頭部MRIのFLAIR像を下に示す．
画像所見で考えられるのはどれか．

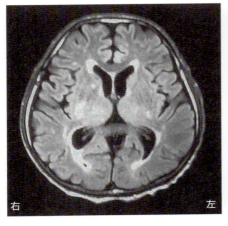 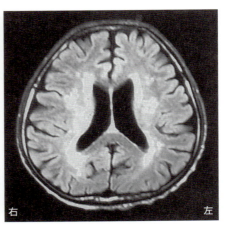

1. 視床出血
2. 硬膜下血腫
3. くも膜下出血
4. 正常圧水頭症
5. 多発性脳梗塞

15 PT57-PM14 実 【MRI（FLAIR画像）】

60歳の男性．7年前から歩行時にふらつきを自覚し，6年前から話し方が単調で途切れ途切れとなり膀胱直腸障害と起立性低血圧を認めた．四肢の固縮や振戦が徐々に進行し，2年前から車椅子で移動するようになった．最近，声が小さくなり呼吸困難感を訴えるようになった．頭部MRIのFLAIR画像で水平断（A）及び矢状断（B）を下に示す．
この疾患で合併する可能性が高いのはどれか．

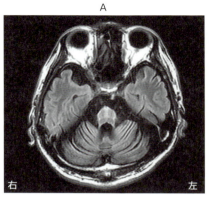
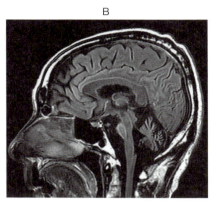

1. 失　語
2. 拮抗失行
3. 声帯麻痺
4. 下方注視麻痺
5. 他人の手徴候

16 PT52-PM9 実 【MRI（FLAIR画像）】

60歳の男性．右利き．脳梗塞を発症し，回復期リハビリテーション病棟に入院中である．食事時に右手でスプーンの柄を握りこんでしまい，うまくスプーン操作ができず，介助が必要になることが多いが，少しずつ食事動作が円滑にできる場面が増えてきている．頭部MRIを下に示す．
この食事動作の病態として考えられるのはどれか．

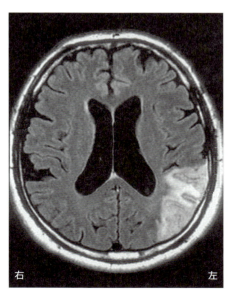

1. 観念失行
2. 視覚性失認
3. 運動維持困難
4. 右上肢運動麻痺
5. 右上肢深部覚障害

17 OT58-AM5 実 【MRI（FLAIR画像）】

42歳の女性．最近，手の震え，歩行時のふらつきがひどくなり，神経内科を受診した．精査の結果，脊髄小脳変性症と診断された．頭部MRIを下に示す．
頭部MRIの画像で正しいのはどれか．

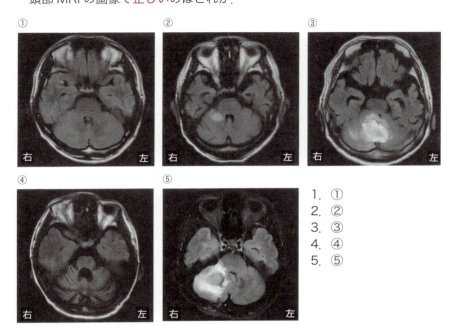

1. ①
2. ②
3. ③
4. ④
5. ⑤

18 PT57-AM6 実 【MRI（DWI）】

78歳の男性．脳梗塞．左顔面神経麻痺および右片麻痺を呈する．頭部MRIの拡散強調像を下に示す．梗塞巣として考えられるのはどれか．

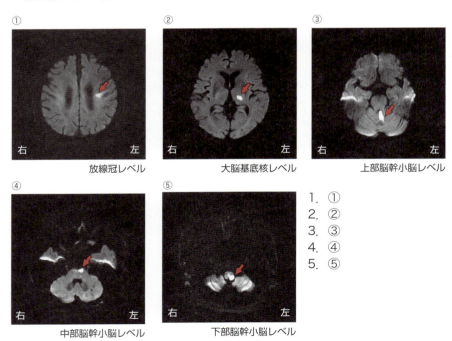

1. ①
2. ②
3. ③
4. ④
5. ⑤

19 PT56-PM2 実 【MRI（DWI）】

72歳の女性．心原性脳梗塞．入院時，血圧145/78mmHg，心拍数102/分，GCS E4V5M6，Brunnstrom法ステージ左上肢Ⅱ，左下肢Ⅱ，左上下肢筋緊張低下．入院時のMRIを下に示す．翌日に理学療法を行う場合，離床練習を中止すべき所見はどれか．

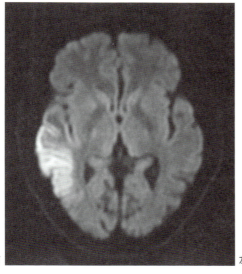

1. 心拍数 105/分
2. GCS E2V2M5
3. 血圧 160/72 mmHg
4. 左上下肢筋緊張軽度亢進
5. Brunnstrom法ステージ左上肢Ⅲ，左下肢Ⅲ

20 PT54-AM14 実 【MRI（DWI），MRA】

60歳の男性．右利き．歩行困難のため搬送された．発症7日目の頭部MRIと頭部MRAを下に示す．閉塞している動脈はどれか．

頭部MRI

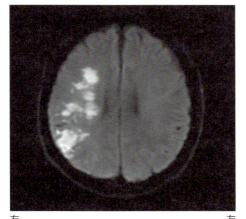

頭部MRA

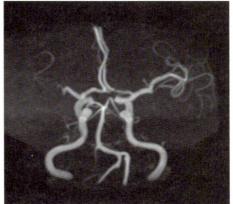

1. 右前大脳動脈
2. 右中大脳動脈
3. 右内頸動脈
4. 右椎骨動脈
5. 脳底動脈

21 OT59-PM8 実 【心電図，MRI（DWI）】

80歳の男性．糖尿病で治療中．意識混濁と呂律緩慢のため救急車で搬入された．初診時の心電図（A）と頭部MRI拡散強調像（B）を下に示す．
この疾患の再発予防に使用される最も適した薬剤はどれか．

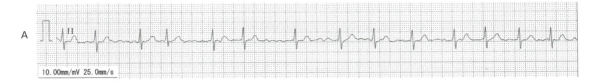

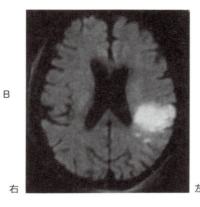

1. 硝酸薬
2. β遮断薬
3. 抗凝固薬
4. ステロイド薬
5. 抗てんかん薬

22 OT54-PM5 実 【MRI（DWI）】

80歳の女性．右利き．脳梗塞急性期の頭部MRI拡散強調像を下に示す．
この患者の症状で考えられるのはどれか．

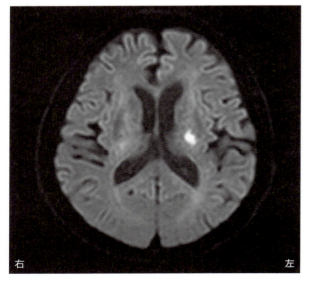

1. 失　行
2. 失　語
3. 体幹失調
4. 右片麻痺
5. 左半身の感覚障害

23 OT53-AM1 実 【MRI (DWI)】

85歳の女性．右利き．突然の意識消失のため救急搬入された．入院後、意識は回復した．発症後2時間後のMRI拡散強調像を下に示す．
今後この患者に生じる可能性の高い症状はどれか．

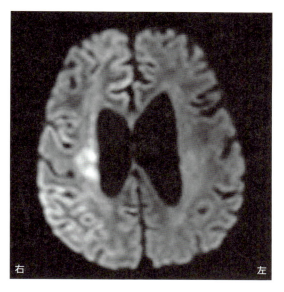

1. 拮抗失行
2. 左右失認
3. 運動性失語
4. 社会的行動障害
5. 左半側空間無視

〈体幹〉

24 PT53-PM12 実 【MRI (T2WI)】

50歳の男性．1か月前から腰痛と右殿部痛が生じ、徐々に右下肢の疼痛が増悪してきた．腰部MRIを下に示す．
この病態で陽性になるのはどれか．

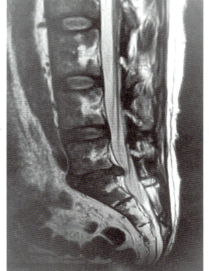

1. Apley test
2. Lasègue test
3. Lachman test
4. Thompson test
5. McMurray test

25 OT56-AM12 実 　【エックス線写真，MRI（T2WI）】

78歳の女性．布団を持ち上げようとした際，背部から腹部への強い帯状痛を生じ，寝返りも困難となったため入院となった．入院時のエックス線写真とMRI T2強調像とを下に示す．
この患者の病態で適切なのはどれか．2つ選べ．

エックス線写真　　　　　　　MRI T2 強調像

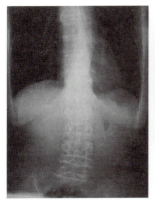
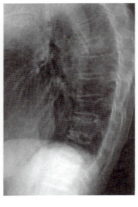
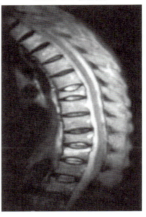

1. 骨粗鬆症
2. 脊椎分離症
3. 脊柱管狭窄症
4. 椎間板ヘルニア
5. 脊椎椎体圧迫骨折

26 OT52-PM3 実 　【MRI（T2WI）】

70歳の男性．1年前から誘因なく四肢末梢の感覚障害と筋力低下が出現している．次第に脱力は進行し，手指の巧緻性低下と歩行障害をきたしている．頸部MRIのT2強調像を下に示す．
頸髄の変化が最も大きい部位はどれか．

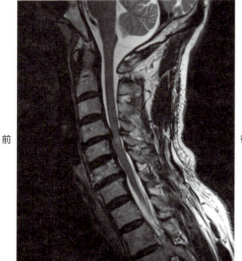

1. 第2頸椎・第3頸椎間
2. 第3頸椎・第4頸椎間
3. 第4頸椎・第5頸椎間
4. 第5頸椎・第6頸椎間
5. 第6頸椎・第7頸椎間

付　録

〈四肢：上肢〉

27 PT58-AM8 実　【エックス線写真】

　53歳の女性．自転車走行中に転倒受傷し，鎖骨骨幹部骨折に対して観血的整復固定術が施行された．術後のエックス線写真を下に示す．
　術後翌日の患側の理学療法で正しいのはどれか．

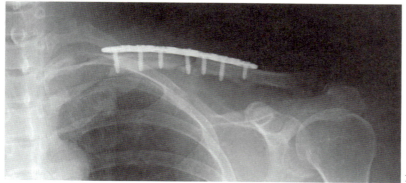

1. 手指運動を行う．
2. 患部に超音波療法を行う．
3. 肩関節挙上の等張性運動を行う．
4. 全身の安静のためベッド上で行う．
5. 他動で肩関節の可動域練習を行う．

28 PT55-AM13 実　【エックス線写真】

　60歳の女性．転倒して右肩関節痛を訴えた．エックス線写真を下に示す．
　まず患部に行うべき治療はどれか．

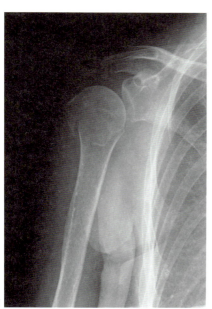

1. ギプス固定
2. 極超短波治療
3. 三角巾固定
4. 髄内釘固定
5. 超音波治療

29 PT52-AM7 実　　【エックス線写真】

30歳の男性．スキーで転倒して受傷した．エックス線写真を下に示す．肩脱臼整復後に肩関節内転・内旋位で固定されたが，上腕の外側上部に感覚鈍麻を訴えた．
合併症の**神経麻痺**はどれか．

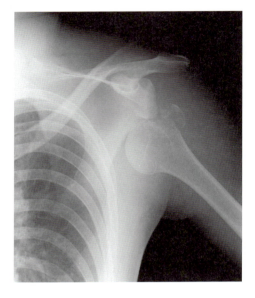

1. 腋窩神経
2. 肩甲上神経
3. 肩甲下神経
4. 尺骨神経
5. 正中神経

30 PT50-AM10 実　　【エックス線写真】

27歳の男性．企業のラグビー選手として試合中に転倒し，左肩痛を訴えて受診した．来院時のエックス線単純写真を下に示す．
この写真から**判断できる所見**はどれか．

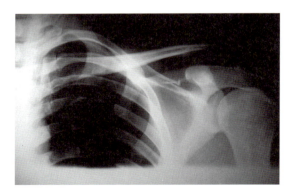

1. 肩腱板断裂
2. 肩甲上腕関節脱臼
3. 肩鎖関節脱臼
4. 鎖骨骨折
5. 上腕骨骨頭骨折

31 PT58-PM8 実 【エックス線写真】

6歳の女児．公園で転倒し，骨折の診断で同日緊急手術を受けた．術後のエックス線写真を下に示す．
術後の患側上肢の理学療法で正しいのはどれか．

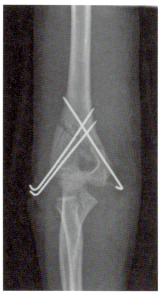

左

1. 術後1週で筋力増強運動を開始する．
2. 肘関節の運動は自動より他動を優先する．
3. 術後2週で肩関節の可動域練習を開始する．
4. 仮骨形成してから肘関節の可動域練習を開始する．
5. 術後翌日に急激な痛みがあっても手指運動を行う．

32 PT53-PM18 実 【エックス線写真】

36歳の男性．手にバスケットボールが当たって受傷した．来院時の手指の写真とエックス線単純写真
とを下に示す．
この病態として正しいのはどれか．

A
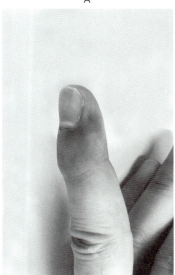

B
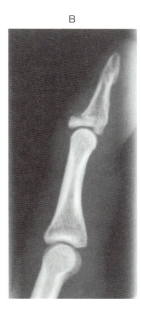

1. 槌指
2. ばね指
3. ボクサー骨折
4. ムチランス変形
5. Bennett 骨折

33 OT59-AM1 実 【エックス線写真】

60歳の男性．作業中に転倒し，左手をついて受傷した．単純エックス線写真を下に示す．
診断はどれか．

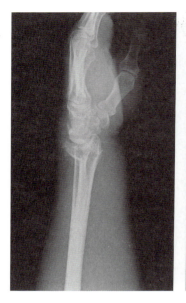
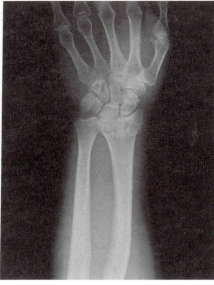

1. Barton 骨折
2. Bennett 骨折
3. Boxer's 骨折
4. Colles 骨折
5. Roland 骨折

34 OT57-AM9 実 【エックス線写真】

41歳の男性．右手で腕相撲中に骨折した．直後の単純エックス線写真を下に示す．
最も合併しやすいのはどれか．

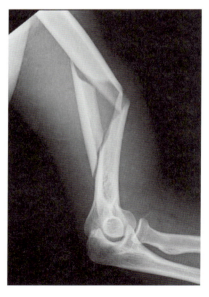

1. 猿　手
2. 書　痙
3. 鷲　手
4. 下垂手
5. 肩手症候群

35 OT56-PM8 実 【エックス線写真】

72歳の女性．転倒し，左手をついた．左手関節部に疼痛と腫脹が生じ，近くの病院を受診し徒手整復後ギプス固定を受けた．骨癒合後の画像を下に示す．手関節尺屈により尺骨頭部の疼痛とクリック音がする．手指の機能障害はない．
生じている合併症で考えられるのはどれか．

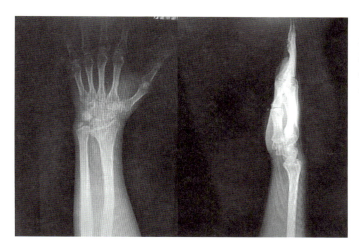

1. 反射性交感神経性ジストロフィー
2. 尺骨突き上げ症候群
3. 長母指伸筋腱断裂
4. 正中神経損傷
5. 月状骨脱臼

36 OT54-AM4 実 【エックス線写真】

30歳の男性．単純エックス線写真を下に示す．
この骨折で損傷されていると推測されるのはどれか．

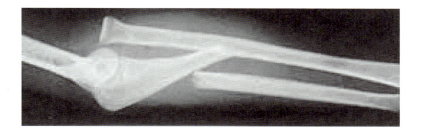

1. 上腕三頭筋腱
2. 上腕二頭筋腱
3. 橈骨輪状靭帯
4. 方形回内筋
5. 長掌筋腱

〈四肢：下肢〉

37 PT57-PM13 実　　　　　　　　　　　　　　　　　【エックス線写真】

65歳の女性．左変形性股関節症．3年前からの左股関節痛に対して後方侵入法で人工股関節置換術を受けた．術後のエックス線写真を下に示す．
手術後3週までの患側の理学療法で正しいのはどれか．

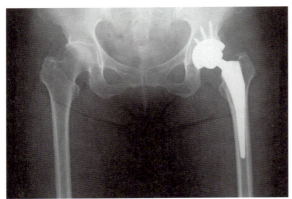

1. 立ち上がり動作は股関節内旋位で行う．
2. 術後翌日から等尺性筋力増強練習を開始する．
3. 術後3日間はベッド上安静とする．
4. 術後2週は股関節を45度以上屈曲しない．
5. 術後3週は免荷とする．

38 PT56-PM14 実　　　　　　　　　　　　　　　　　【エックス線写真】

87歳の女性．転倒して左股関節痛を訴え，入院となった．受傷後2日目に後方侵入法で手術を受けた．術後のエックス線写真を下に示す．
正しいのはどれか．

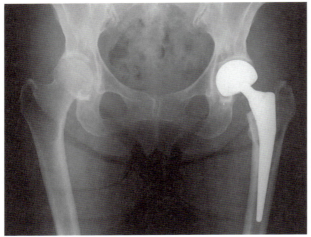

1. 臥床時には股関節を内転位に保つ．
2. 靴下の着脱は股関節外旋位で行う．
3. 術後1週から大腿四頭筋セッティングを開始する．
4. 術後2週から中殿筋の筋力トレーニングを開始する．
5. 術後3か月は免荷とする．

39 PT55-PM5 実 【エックス線写真】

5歳の女児．左股関節痛を訴えている．エックス線写真を下に示す．
疑うべき疾患はどれか．

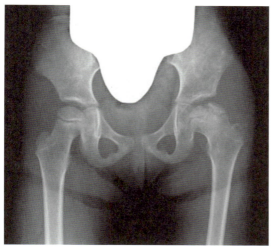

1. 大腿骨頭壊死症
2. 大腿骨頭すべり症
3. 単純性股関節炎
4. 発育性股関節形成不全
5. Perthes 病

右　　　　　　左

40 PT55-PM16 実 【エックス線写真】

83歳の女性．転倒して右股関節痛を訴えた．エックス線写真を下に示す．
疑うべき疾患はどれか．

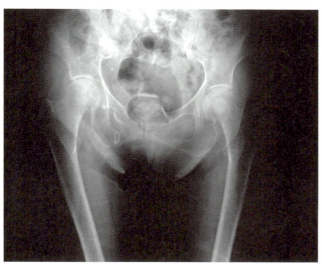

1. 股関節脱臼
2. 大腿骨近位部骨折
3. 恥骨結合離開
4. 恥骨骨折
5. 腸骨骨折

右　　　　　　左

41 PT54-AM13 実 【エックス線写真】

82歳の女性．転倒して右股関節痛を訴えた．エックス線写真を下に示す．
疑うべき疾患はどれか．

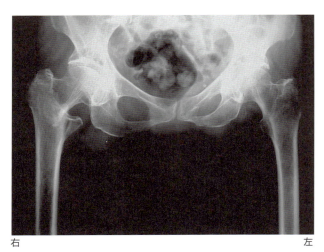

1. 股関節脱臼
2. 坐骨骨折
3. 大腿骨近位部骨折
4. 恥骨結合離開
5. 恥骨骨折

右　　　　　　　　　左

42 PT53-AM20 実 【エックス線写真】

生後4か月の乳児．健診で股関節の異常を指摘された．来院時に右股関節の開排制限を認めたため，股関節のエックス線単純検査を行った．
この患児の股関節のエックス線単純写真を下に示す．
行うべき対応として適切なのはどれか．

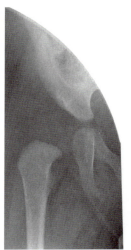 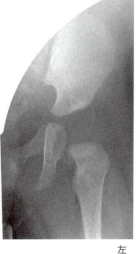

1. 経過観察
2. ギプス固定
3. 観血的整復術
4. オーバーヘッド牽引
5. リーメンビューゲル装具

右　　　　　　　　　左

43 PT56-AM7 実 【エックス線写真】

78歳の女性．自宅玄関で転倒してから起立歩行不能となり救急搬送された．来院時の単純エックス線画像を下に示す．
最も**考えられる**のはどれか．

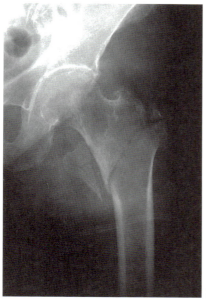

左

1. 股関節脱臼
2. 大腿骨頸部骨折
3. 大腿骨骨頭骨折
4. 大腿骨転子下骨折
5. 大腿骨転子部骨折

44 PT50-PM11 実 【エックス線写真】

75歳の女性．交通事故により受傷．救急搬送時のエックス線写真を下に示す．
遠位骨片を短縮転位させる**主な筋**はどれか．

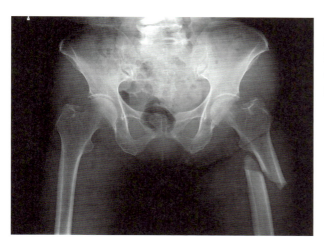

1. 中殿筋
2. 小殿筋
3. 腸腰筋
4. 上双子筋
5. 大腿直筋

45 PT59-PM11 実 【エックス線写真】

68歳の女性．外出中，前方に転倒して受傷し，骨折に対して手術療法が行われた．術後のエックス線写真を下に示す．
手術後の理学療法で正しいのはどれか．

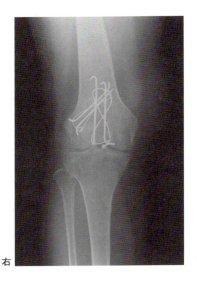
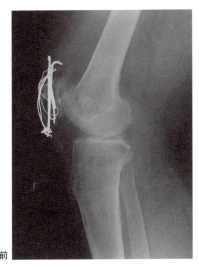

右　前

1. 骨癒合が得られてから荷重を開始する．
2. 術直後から膝関節可動域練習を開始する．
3. ズボンを履く際は患側下肢から行うよう指導する．
4. 両松葉杖で階段を降りる際は健側下肢から降ろす．
5. 大腿四頭筋の筋力増強練習は等張性運動から開始する．

46 PT59-AM15 実 【エックス線写真】

60歳の男性．内側型の変形性膝関節症に対して手術療法が行われた．術後のエックス線写真を下に示す．
骨癒合を促進させるために最も優先度が高い治療法はどれか．

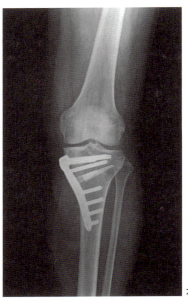

左

1. 温熱療法
2. 牽引療法
3. 超音波療法
4. 電気刺激療法
5. 電磁波療法

47 PT56-AM14 実 【エックス線写真】

75歳の女性．左膝痛を訴え，関節可動域が伸展−10°，屈曲95°に制限されている．来院時のエックス線写真を下に示す．
膝関節拘縮に対する治療で正しいのはどれか．

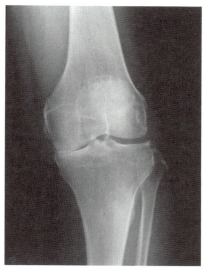

1. CPMを行う．
2. 大腿を固定して伸張を加える．
3. 疼痛を感じるレベルの矯正力を加える．
4. 動的膝装具は用いない．
5. 連続ギプス法では1日ごとに5°ずつ矯正位を強める．

48 PT58-AM9 実 【エックス線写真】

55歳の女性．趣味でジョギングを行っている．変形性膝関節症に対して手術療法が行われた．術後のエックス線写真を下に示す．
術後の理学療法で正しいのはどれか．

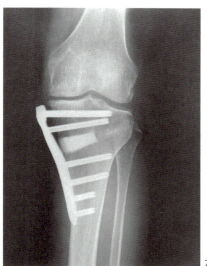

1. 金属を抜いてからスポーツ復帰する．
2. 骨癒合が得られるまで完全免荷とする．
3. 術後から外側が高い楔状足底挿板を使用する．
4. 術後早期から大腿四頭筋の筋力増強運動を行う．
5. 術後2週の安静後に患側膝関節の可動域練習を開始する．

49 PT57-AM13 実 【エックス線写真】

76歳の女性．脛骨高原骨折．転倒して受傷し，人工骨を用いた手術を施行された．術後のエックス線写真を下に示す．
術後の理学療法で正しいのはどれか．

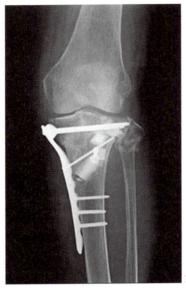

1. 術後翌日から極超短波治療を行う．
2. 術後翌日から足関節自動運動を行う．
3. 術後翌日から膝関節伸展の等張性筋力増強練習を行う．
4. 術後2週からCPMを行う．
5. 術後2週から全荷重歩行を行う．

50 PT56-PM7 実 【エックス線写真】

20歳の女性．転倒して左下腿骨骨折後，変形治癒となりその後手術が行われた．手術後翌日の単純エックス線を下に示す．
この患者に対する運動療法で正しいのはどれか．

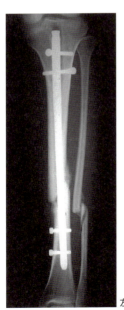

1. CPMを手術後1週から行う．
2. 下肢伸展挙上運動を手術後1日から行う．
3. 足関節の自動運動を手術後2週から行う．
4. 大腿四頭筋セッティングを手術後1週から行う．
5. 椅子座位での大腿四頭筋訓練（レッグエクステンション）を手術後1日から行う．

51 PT59-AM17 実 【エックス線写真】

76歳の男性．左足関節の痛みに対して手術療法が行われた．術後エックス線写真を下に示す．術後の理学療法で正しいのはどれか．

1. 術直後から荷重を開始する．
2. 疼痛軽減のため電磁波療法を行う．
3. 膝関節可動域練習を積極的に行う．
4. 外固定が外れたら足指可動域練習を開始する．
5. 内固定破損の可能性があるため骨癒合が得られるまで短下肢装具を使用する．

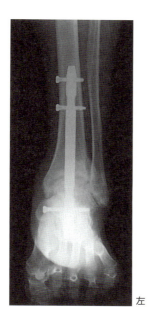
左　後

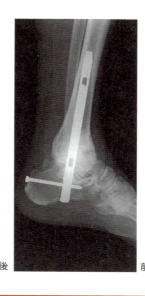
前

52 PT53-AM18 実 【エックス線写真，エックス線CT】

55歳の男性．トラックの荷台（2m）から転落して受傷した．来院時の足関節エックス線単純写真及び冠状断CTとCTの模式図を下に示す．
保存的に加療したとき，今後最も起こりやすい合併症はどれか．

A
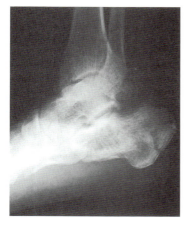

B
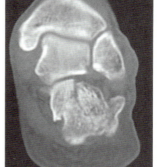
左図の線における冠状断CT

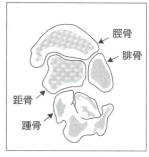
CTの模式図

1. 凹足
2. 踵足
3. 内反尖足
4. 変形性関節症
5. 無腐性骨壊死

53 PT57-AM8 実　　　　　　　　　　　　　　　　　　　　【エックス線写真】

　52歳の女性．踏み台から転落して左踵骨骨折を受傷し，手術が行われた．術後翌日の単純エックス線写真を下に示す．
　この患者に対する運動療法で正しいのはどれか．

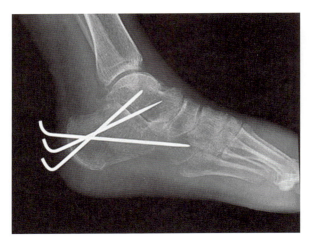

1. 術後翌日から距腿関節の可動域練習を行う．
2. 術後翌日から膝関節の可動域練習を行う．
3. 術後翌日から部分荷重を始める．
4. 術後1週から外固定内での距踵関節の等尺性運動を行う．
5. 術後2週からMP関節の可動域練習を行う．

54 PT51-AM6 実　　　　　　　　　　　　　　　　　　　　【エックス線写真】

　6歳の男児．1か月前から左足部痛を訴えた．エックス線写真を下に示す．
　最も考えられるのはどれか．

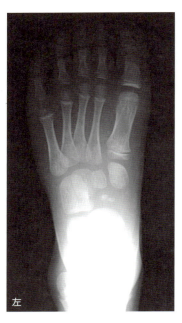

1. Sever病
2. 舟状骨骨折
3. Freiberg病
4. 足根骨癒合症
5. 第1Köhler病

55 OT57-AM5 実 　　　　　　　　　　　　　【エックス線写真】

13歳の男子．1か月前から膝の疼痛が生じ，近医を受診．精査が必要となり大学病院へ紹介された．左大腿骨遠位に境界不明瞭な腫瘤を触れる．単純エックス線写真を下に示す．化学療法が始まり，リハビリテーション治療が処方された．
リハビリテーション治療について正しいのはどれか．

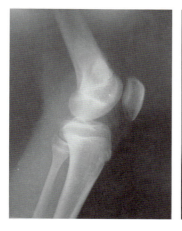
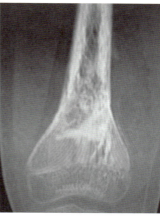

1. 易感染性に注意する．
2. 積極的に患部のマッサージを行う．
3. 患側の運動負荷は健側と同様でよい．
4. 骨端線に近い病巣なので温熱療法が効果的である．
5. 健側のリハビリテーション治療は化学療法後から行う．

〈胸部〉

56 PT58-PM3 実 　　　　　　　　　　　　　【エックス線CT】

80歳の男性．胸部CTを下に示す．
この患者で低下が予想されるのはどれか．

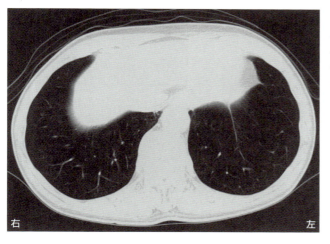

1. 1秒率
2. 残気量
3. 気道抵抗
4. 全肺気量
5. 肺コンプライアンス

57 OT59-PM10 実 【エックス線 CT】

72歳の男性．在宅酸素療法中．呼吸困難が増悪したため入院し，作業療法が開始された．開始時の胸部 CT を下に示す．mMRC は Grade 4 であり，酸素流量は安静時 3L / 分，労作時 5L / 分であった．この患者の日常生活指導で最も優先されるのはどれか．

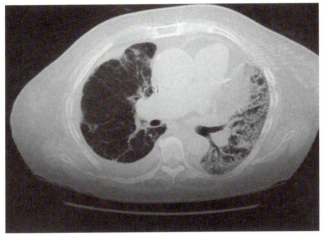

1. 口すぼめ呼吸を指導する．
2. 更衣動作は素早く行わせる．
3. 呼吸困難時には深呼吸を促す．
4. 立ち上がってすぐに移動する．
5. 短時間で動作を区切って休憩する．

58 専門基礎 51-PM95 【エックス線 CT】

胸部 CT を下に示す．
矢印の所見はどれか．

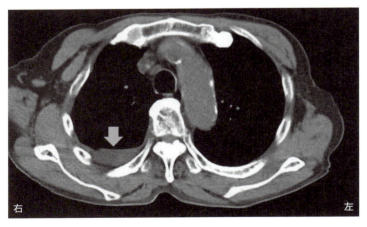

1. 肺　炎
2. 胸　水
3. 肺　癌
4. 肺塞栓
5. 心嚢液貯留

59 PT59-AM19 実 【エックス線写真】

73歳の女性．胸部単純エックス線写真を下に示す．
考えられる疾患または状態はどれか．

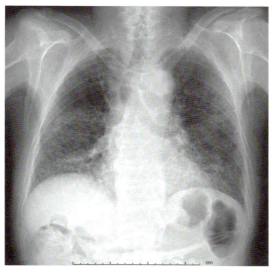

1. 気　胸
2. 間質性肺疾患
3. 気管切開術後
4. 肺葉切除術後
5. 慢性閉塞性肺疾患

60 PT55-AM7 実 【エックス線写真】

75歳の男性．身長170 cm，体重48 kg，BMI 16.6．約10年前から呼吸困難が出現し自宅近くの医院で加療していた．徐々に呼吸困難感が増悪してきており，50 m程度の連続歩行で呼吸困難感のため休息が必要である．動脈血ガス分析 PaO_2 65 Torr, $PaCO_2$ 48 Torr, 肺機能検査 %VC 81%, FEV_1 % 31% であった．患者の胸部エックス線写真を右に示す．
　予測されるフローボリューム曲線として最も適切なのはどれか．

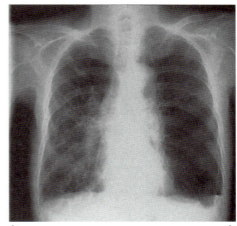

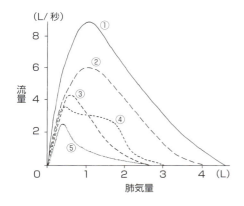

1. ①
2. ②
3. ③
4. ④
5. ⑤

151

61 PT52-AM12 実 【エックス線写真】

嚥下障害がある患者の胸部エックス線写真を下に示す．
予想される理学所見はどれか．

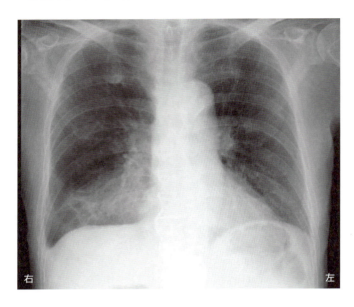

1. 胸　痛
2. 乾性咳嗽
3. 頸静脈怒張
4. 右胸部打診で鼓音
5. 右胸部聴診で水泡音

62 OT57-PM5 実 【エックス線写真】

胸部単純エックス線写真を下に示す．
所見として正しいのはどれか．

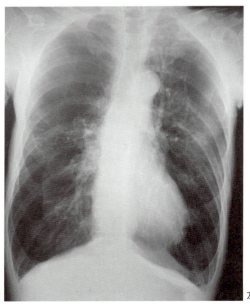

1. 心拡大
2. 胸水貯留
3. 肺の過膨張
4. すりガラス陰影
5. 肋間腔の狭小化

付　録

■ 第50～59回国試精選問題集（解答用紙）

番号	1	2	3	4	5	答
1						
2						
3						
4						
5						
6						
7						
8						
9						
10						
11						
12						
13						
14						
15						
16						
17						
18						
19						
20						
21						

番号	1	2	3	4	5	答
22						
23						
24						
25						
26						
27						
28						
29						
30						
31						
32						
33						
34						
35						
36						
37						
38						
39						
40						
41						
42						

番号	1	2	3	4	5	答
43						
44						
45						
46						
47						
48						
49						
50						
51						
52						
53						
54						
55						
56						
57						
58						
59						
60						
61						
62						

このページはコピーしてご利用ください.

■ 第50～59回国試精選問題集（解答）

番号	1	2	3	4	5	答
1	×	×	×	×	○	5
2	×	×	×	○	×	4
3	×	×	×	×	○	5
4	×	×	×	○	×	4
5	×	×	×	○	×	4
6	×	×	○	×	×	3
7	×	×	×	○	×	4
8	×	×	×	×	○	5
9	×	○	×	×	×	2
10	×	○	×	×	×	2
11	×	○	×	×	×	2
12	×	×	×	○	×	4
13	○	×	×	×	×	1
14	×	×	×	×	○	5
15	×	×	○	×	×	3
16	○	×	×	×	×	1
17	×	×	×	○	×	4
18	×	×	×	○	×	4
19	×	○	×	×	×	2
20	×	○	×	×	×	2
21	×	×	○	×	×	3

番号	1	2	3	4	5	答
22	×	×	×	○	×	4
23	×	×	×	×	○	5
24	×	○	×	×	×	2
25	○	×	×	×	○	1,5
26	×	×	○	×	×	3
27	○	×	×	×	×	1
28	×	×	○	×	×	3
29	○	×	×	×	×	1
30	×	×	○	×	×	3
31	×	×	×	○	×	4
32	○	×	×	×	×	1
33	×	×	×	○	×	4
34	×	×	×	○	×	4
35	×	○	×	×	×	2
36	×	×	○	×	×	3
37	×	○	×	×	×	2
38	×	○	×	×	×	2
39	×	×	×	×	○	5
40	×	×	×	○	×	4
41	×	×	○	×	×	3
42	×	×	×	×	○	5

番号	1	2	3	4	5	答
43	×	×	×	×	○	5
44	×	×	×	×	○	5
45	×	×	○	×	×	3
46	×	×	○	×	×	3
47	×	○	×	×	×	2
48	×	×	×	○	×	4
49	×	○	×	×	×	2
50	×	○	×	×	×	2
51	×	×	○	×	×	3
52	×	×	×	○	×	4
53	×	○	×	×	×	2
54	×	×	×	×	○	5
55	○	×	×	×	×	1
56	○	×	×	×	×	1
57	×	×	×	×	○	5
58	×	○	×	×	×	2
59	×	○	×	×	×	2
60	×	×	×	×	○	5
61	×	×	×	×	○	5
62	×	×	○	×	×	3

索 引

和 文

あ・い

アーチファクト	29
アパシー	9
インナーヘッド	94, 95

う・え

ウィリス動脈輪	xi
烏口突起	58
運動失調	21
運動野	xv, xvi
エックス線 CT	x
延髄	xiv
遠位橈尺関節脱臼	78

か

画像のスライスレベル	xiv
海馬	xv, xvii
解剖頸	59
外側溝	30
外側上顆骨折	73
外反母趾変形	109
拡散強調画像	xii
肩腱板断裂	66
冠状面	38
間脳	xv, xix
関節リウマチ	109
観念運動失行	20
眼球	xiv

き

気胸	118
気腫性肺嚢胞	115, 118
臼蓋角	92
急性硬膜下血腫	32
急性硬膜外血腫	33
胸水	117
胸部水平断	112
胸部前額断	112
強直性脊椎炎	55
境界領域	12
橋	xiv
棘上筋	58

く・け

くも膜下出血	28
くも膜下出血（コイリング術後）	29
外科頸	59
脛骨中下 1/3 骨折	107
頸椎症性神経根症	45

(2列目)

頸椎症性脊髄症	44
頸椎椎間板ヘルニア	43
肩甲骨骨折	62
肩甲上腕関節脱臼	65
肩鎖関節脱臼	64
腱性マレット指	84

こ

コイリング術	29
コンピュータ断層撮影	x
交連線維	xx
岬角	41
後十字靱帯	89
後十字靱帯損傷	102
後縦靱帯骨化症	46, 53
後大脳動脈閉塞	8
後頭葉	xvi, xvii, xviii
後頭連合野	xv
高吸収	x, xii
高信号	xii
高信号領域	44
骨性マレット指	84

さ・し

鎖骨骨折	63
矢状面	38, 112
視覚野	xv
視床	xv, xvii
視床下部	xv
視床出血	23
磁気共鳴画像法	x
軸位像	x
尺骨骨幹部骨折	75, 77
尺骨肘頭骨折	74
手関節脱臼	78
手指運動野	xvi
主弯曲	56
終椎	56
小脳	xiv, xv, xvii
小脳出血（虫部）	24
小脳出血（虫部〜左半球）	25
掌側 Barton 骨折	81
上縦束	xvi
上腕骨顆上骨折	71
上腕骨外顆骨折	73
上腕骨近位端骨折	69
上腕骨外科頸骨折	68
上腕骨骨幹部骨折（らせん骨折）	70
上腕骨骨頭骨折	67
上腕骨内顆骨折	72
心タンポナーデ	120
心拡大	119

(3列目)

心臓弁膜症	119
心嚢液貯留	120
人工股関節置換術	95
人工膝関節全置換術	105

す

スクリュー	95
ステム	94, 95
スライスレベルの側脳室	xiv
水平面	38, 112
錐体路	xx
錐体路（内包後脚）	xvii
錐体路（放線冠）	xvi

せ

正常圧水頭症	30
脊髄空洞症	48
脊髄腔造影	54
脊柱管狭窄症	54
脊椎すべり症	51
前額面	38, 112
前十字靱帯	89
前十字靱帯損傷	101
前頭側頭型認知症	36
前頭葉	xvi, xvii, xviii
前頭連合野	xv, xvi

そ

側頭葉	xvii, xviii
側頭連合野	xv
側脳室下角	xiv, xvii
側脳室後角	xiv, xvii
側脳室前角	xiv, xvii
側脳室体部	xiv, xvi
側弯角	56

た

ダックネック変形	85
体性感覚野	xv, xvi
帯状回	xv, xvi, xvii
大腿骨外側上顆骨折	100
大腿骨頸部内側骨折	96
大腿骨骨幹部骨折	99
大腿骨転子下骨折	98
大腿骨転子部骨折	97
大腿骨頭すべり症	93
大脳の冠状断面図	xviii
大脳基底核	xv, xix
大脳脚	xvii
大脳皮質外側面	xv, xviii
大脳皮質内側面	xv, xviii
大脳辺縁系	xv

155

第三脳室 ………… xiv
第四脳室 ………… xiv
第12肋骨骨折 ………… 42
第8肋骨骨折 ………… 42
第9肋骨骨折 ………… 42
（多発性）脳梗塞 ………… 15
樽状胸郭 ………… 115
淡蒼球 ………… xv, xvii

ち

恥骨骨折 ………… 90
中手骨頸部骨折 ………… 83
中大脳動脈閉塞 ………… 7
中脳 ………… xiv
中脳水道 ………… xiv

つ・て

槌指 ………… 84
テント下 ………… xx
低吸収 ………… x, xii
低信号 ………… xii

と

島 ………… xvii, xviii
橈骨遠位端関節内骨折 ………… 81
橈骨遠位端骨折 ………… 81
橈骨遠位端掌側転位骨折 ………… 80
橈骨遠位端背側転位骨折 ………… 79
橈骨骨幹部骨折 ………… 76, 78
橈骨頭脱臼 ………… 77
頭頂葉 ………… xvi, xviii
頭頂連合野 ………… xv, xvi
特発性側弯症 ………… 56

の

脳幹 ………… xv, xvii, xx
脳幹（橋）出血 ………… 26
脳血管構造 ………… xi
脳梗塞（橋） ………… 18
脳梗塞（後大脳動脈領域） ………… 11
脳梗塞（小脳半球） ………… 19
脳梗塞（側頭葉〜後頭葉，中脳） ………… 17
脳梗塞（境界領域） ………… 12
脳梗塞（前大脳動脈領域） ………… 9
脳梗塞（中大脳動脈領域） ………… 10
脳梗塞（内包膝〜内包後脚領域） ………… 16
脳梗塞（放線冠の下部領域） ………… 13, 14
脳挫傷 ………… 32
脳室 ………… xix
脳腫瘍（神経膠腫） ………… 34
脳動脈硬化 ………… 8
脳梁 ………… xv, xvi
脳梁膝 ………… xvii

は

バイポーラカップ ………… 94
肺気腫 ………… 115
肺水腫 ………… 117
肺線維症 ………… 116
背側 Barton 骨折 ………… 81
剥離骨折 ………… 84
発育性股関節形成不全 ………… 92
半月板 ………… 89
半月板損傷 ………… 103

ひ

ピアノキーサイン ………… 64
皮質下の構造 ………… xv
皮質下出血（前頭葉） ………… 27
被殻 ………… xv, xvii
被殻出血 ………… 22
腓骨外果骨折 ………… 108
腓骨骨折 ………… 107
尾状核 ………… xv, xvi, xvii
鼻腔 ………… xiv

ふ・へ・ほ

ブラ ………… 115, 118
ブレブ ………… 115, 118
分水嶺 ………… 12
辺縁系 ………… xix
変形性股関節症 ………… 94
変形性膝関節症 ………… 104, 105
扁桃体 ………… xv, xvii
ボクサー骨折 ………… 83
ボタンホール変形 ………… 86
蜂巣肺 ………… 116

ま・み・む

マレット骨折 ………… 84
マレット変形 ………… 84
慢性硬膜下血腫 ………… 31
ミエログラフィー ………… 54
水抑制画像 ………… xii
ムチランス変形 ………… 109

よ

腰椎圧迫骨折 ………… 49
腰椎椎間板ヘルニア ………… 52
腰椎変性分離症（第5腰椎変性分離症） ………… 50

ら・る・れ・ろ・わ

ラクナ梗塞 ………… 9
ルシュカ関節 ………… 39
連合線維 ………… xx
肋骨骨折 ………… 42
若木骨折 ………… 78

数字・欧文

A・B

Alzheimer 型認知症（急性硬膜外血腫術後） ………… 35
Arnold-Chiari 奇形 ………… 47
Barton 骨折 ………… 81
Benet 骨折 ………… 82
Bodo 分類表 ………… 77
Broca 野 ………… xvi
Broca 野 ………… xv, xvii

C・D

CE 角 ………… 92
Cobb 角 ………… 56
Cobb 法 ………… 56
Colles 骨折 ………… 79
DWI ………… xii

F・G

FLAIR ………… xii
FLAIR 画像 ………… xii
Galeazzi 骨折 ………… 78

K・L

Klein line ………… 93
Luschka 孔 ………… xiv

M

Magendie 孔 ………… xiv
Monro 孔 ………… xiv
Monteggia 骨折 ………… 77
MRA ………… 2, 7, x
MRI ………… x
MRI 画像 ………… xii

O・P

Osgood-Schlatter 病 ………… 106
Perthes 病 ………… 91

S・T

Sharp 角 ………… 92
Smith 骨折 ………… 80
Sylvius 裂 ………… 30
T1WI ………… xi, xii
T1 強調画像 ………… xi
T2WI ………… xi, xii
T2*（スター）強調画像 ………… xi
T2*WI ………… xi, xii
T2 強調画像 ………… xi
THA カップ ………… 95

W・Z

Wernicke 野 ………… xv, xvii
Z 変形 ………… 85

【編著者略歴】

中島 雅美 (なかしま まさみ)
- 1978年　九州リハビリテーション大学校卒業，福岡大学病院リハビリテーション科
- 1992年　西日本リハビリテーション学院　教務課長
- 2000年　放送大学教養学部卒業「発達と教育」専攻
- 2006年　九州中央リハビリテーション学院　理学療法学科長，教育部長
- 2012年　PTOT 学習教育研究所　所長／九州医療スポーツ専門学校　教育参与
- 2016年　一般社団法人日本医療教育協会　国試塾リハビリアカデミー校長／PTOT 学習教育研究所　所長

中島 晃徳 (なかしま あきのり)
- 2006年　慶応義塾大学 法学部 政治学科 卒業
- 2010年　大宮法科大学院 卒業
- 2015年　九州中央リハビリテーション学院 卒業，理学療法士免許 取得
- 2015年　誠愛リハビリテーション病院 入職
- 2018年　一般社団法人日本医療教育協会 国試塾リハビリアカデミー 専任教員
- 2020年　白鳳短期大学（現 大和大学白鳳短期大学部）卒業，言語聴覚士免許 取得
- 2021年　一般社団法人日本医療教育協会 国試塾リハビリアカデミー 専任教員
- 2022年　同　副校長

大村 優慈 (おおむら ゆうじ)
- 2004年　札幌医科大学保健医療学部理学療法学科卒業
- 2006年　札幌医科大学大学院保健医療学研究科修了　修士（理学療法学）
  医療法人社団輝生会　初台リハビリテーション病院
- 2011年　学校法人モード学園（現：日本教育財団）　首都医校
- 2013年　国際医療福祉大学小田原保健医療学部理学療法学科　助教
- 2017年　東京農工大学大学院工学府修了　博士（学術）
- 2018年　学校法人日本教育財団　大学設立準備室
- 2019年　医療法人社団健育会　大泉学園複合施設
- 2022年　湘南医療大学保健医療学部リハビリテーション学科　講師

理学療法士・作業療法士
PT・OT　基礎から学ぶ　画像の読み方　第4版　国試画像問題攻略
（別冊　解答・解説付き）　　ISBN978-4-263-26693-9

2014年 1月10日	第1版第1刷発行	
2014年 4月 1日	第1版第2刷発行	
2016年 4月10日	第2版第1刷発行	
2018年 3月25日	第2版第3刷発行	
2019年 3月15日	第3版第1刷発行	
2024年 2月10日	第3版第7刷発行	
2025年 3月25日	第4版第1刷発行	

編著者　中島　雅美
　　　　中島　晃徳
　　　　大村　優慈
発行者　白石　泰夫

発行所　医歯薬出版株式会社

〒113-8612　東京都文京区本駒込1-7-10
TEL. (03)5395-7628(編集)・7616(販売)
FAX. (03)5395-7609(編集)・8563(販売)
https://www.ishiyaku.co.jp/
郵便振替番号 00190-5-13816

乱丁，落丁の際はお取り替えいたします　　印刷・あづま堂印刷／製本・皆川製本所
© Ishiyaku Publishers, Inc., 2014, 2025. Printed in Japan

本書の複製権・翻訳権・翻案権・上映権・譲渡権・貸与権・公衆送信権（送信可能化権を含む）・口述権は，医歯薬出版(株)が保有します．
本書を無断で複製する行為（コピー，スキャン，デジタルデータ化など）は，「私的使用のための複製」などの著作権法上の限られた例外を除き禁じられています．また私的使用に該当する場合であっても，請負業者等の第三者に依頼し上記の行為を行うことは違法となります．

JCOPY ＜出版者著作権管理機構　委託出版物＞

本書をコピーやスキャン等により複製される場合は，そのつど事前に出版者著作権管理機構（電話 03-5244-5088，FAX 03-5244-5089，e-mail : info@jcopy.or.jp）の許諾を得てください．

●学内試験から理学療法士・作業療法士の国試対策まで!

◆PT・OTの授業で扱う項目をドリル形式でまとめた知識の整理ノート
◆基本事項を把握しながら無理なく基礎学力が身につく

PT・OT 基礎から学ぶ 解剖学ノート 第3版

中島雅美〔著〕

■B5判　344頁
定価4,400円（税10％込）
ISBN978-4-263-21675-0

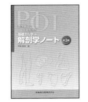

PT・OT 基礎から学ぶ 生理学ノート 第3版

中島雅美〔著〕

■B5判　342頁
定価4,400円（税10％込）
ISBN978-4-263-26551-2

PT・OT 基礎から学ぶ 運動学ノート 第3版

中島雅美
中島晃徳〔著〕

■B5判　272頁
定価4,400円（税10％込）
ISBN978-4-263-26676-2

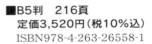

PT・OT 基礎から学ぶ 病理学ノート 第2版

中島雅美・鳥原智美〔編著〕
中嶋淳滋〔編集協力〕

■B5判　216頁
定価3,520円（税10％込）
ISBN978-4-263-26558-1

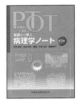

PT・OT 基礎から学ぶ 内科学ノート 第2版

中島雅美・鳥原智美〔編著〕
中嶋淳滋〔編集協力〕

■B5判　304頁
定価4,400円（税10％込）
ISBN978-4-263-26589-5

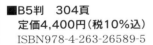

PT・OT 基礎から学ぶ 神経内科学ノート 第2版

中島雅美・鳥原智美〔編著〕
中嶋淳滋〔編集協力〕

■B5判　336頁
定価4,620円（税10％込）
ISBN978-4-263-26578-9

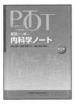
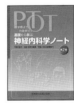

PT・OT 基礎から学ぶ 精神医学ノート 第2版

中島雅美・野口瑠美子〔著〕
天野恵〔編集協力〕

■B5判　292頁
定価4,070円（税10％込）
ISBN978-4-263-26657-1

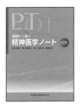

PT・OT 基礎から学ぶ 画像の読み方 第4版
国試画像問題攻略

中島雅美・中島晃徳
大村優慈〔編著〕

■B5判　214頁
定価3,960円（税10％込）
ISBN978-4-263-26693-9

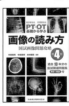

医歯薬出版株式会社　☎113-8612 東京都文京区本駒込1-7-10　https://www.ishiyaku.co.jp/

PT・OT 基礎から学ぶ

画像の読み方 第4版

国試画像問題攻略

別冊

第50〜59回 国試精選問題集

解答・解説

別　冊

◆ 脳画像の問題 ◆

1 PT59-AM3 実　答＝5　1× 2× 3× 4× 5○

（頭部CT）

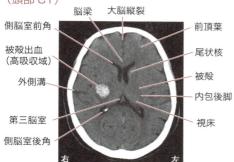

1. ×：慢性硬膜下血腫 ⎫
2. ×：くも膜下出血　 ⎬ 下図参照
3. ×：脳梗塞　　　　 ⎪
4. ×：脳挫傷　　　　 ⎭
5. ○：脳出血＝右被殻の出血

※高吸収域（白）＝出血部位

慢性硬膜下血腫	くも膜下出血	脳梗塞	脳挫傷
	（PT 47 AM 9）	（PT 46 PM 10）	（PT 55 PM 20）

2 PT59-PM4 実　答＝4　1× 2× 3× 4○ 5×

（頭部CT）

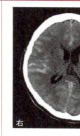

1. ×：髄膜炎 ⎫
2. ×：脳腫瘍 ⎬ 下図参照
3. ×：脳膿瘍 ⎭
4. ○：くも膜下出血＝脳底槽や脳溝の血腫
5. ×：急性硬膜下血腫＝下図参照

※高吸収域（白）＝出血部位

髄膜炎〔MRI（DWI）〕	脳腫瘍〔MRI（造影T1強調像）〕	脳膿瘍（造影CT）	急性硬膜下血腫（CT）
（医師国試 111d34-3）	（PT 56AM 17）	（医師国試 96D-12）	（PT 48PM 12）

3 PT59-PM5 美　答=5　1× 2× 3× 4× 5○

（頭部CT）

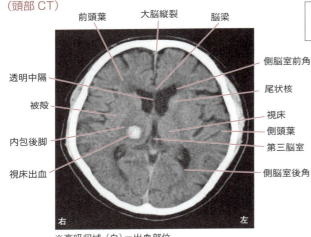

※脳室拡大 → 正常圧水頭症

〈正常圧水頭症の三大症状〉
・認知症
・歩行障害
・排尿障害

1. ×：下痢 ⎫
2. ×：発熱 ⎬ 正常圧水頭症では出現しない．
3. ×：血圧上昇 ⎪
4. ×：視野障害 ⎭
5. ○：排尿障害＝正常圧水頭症の症状

4 PT53-PM6 美　答=4　1× 2× 3× 4○ 5×

（頭部CT）

※高吸収域（白）＝出血部位

・右（劣位）半球の視床後外側部からの出血では，片麻痺，運動失調，感覚障害が出現しやすい．

1. ×：系列的な動作が順番通りにできない＝観念失行（優位半球頭頂葉障害）
2. ×：脳出血発症前のことが思い出せない＝逆行性健忘（側頭葉障害）
3. ×：左からの刺激に反応しない＝左半側空間無視（劣位半球前頭葉，頭頂葉，側頭葉，上縦束，視床枕の障害）
4. ○：左手の感覚が脱失する＝体性感覚伝導路（視床後外側腹側核など）の障害
5. ×：人の顔が区別できない＝相貌失認（両側性または右半球の側頭葉〜後頭葉内側部の紡錘状回・顔領域の障害）

5 OT52-AM26　答=4　1× 2× 3× 4○ 5×

（頭部CT）

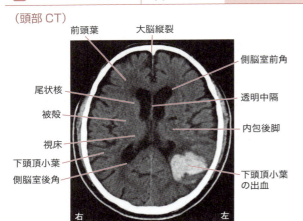

※高吸収域（白）＝出血部位

・左（優位）半球の頭頂葉はGerstmann（ゲルストマン）症候群（失書，失算，手指失認，左右失認）の責任病巣である．

1. ×：左半側空間無視の責任病巣＝右前頭葉，頭頂葉，側頭葉，上縦束，視床枕
2. ×：視覚失認の責任病巣＝後頭葉〜側頭葉
3. ×：着衣失行の責任病巣＝右頭頂葉
4. ○：左右失認の責任病巣＝左頭頂葉
5. ×：片麻痺の責任病巣＝錐体路（放線冠〜内包）

| 6 | OT51-PM2 実 | 答＝3 | 1× 2× 3○ 4× 5× |

（頭部CT）

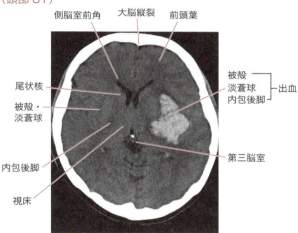

1. ×：Broca失語＝優位（左）半球前頭連合野（Broca野）の障害
2. ×：他人の手徴候＝優位（左）半球前頭葉内側面（前部帯状回，補足運動野）と脳梁膝部の障害
3. ○：半側空間無視＝劣位（右）半球頭頂連合野外側部の障害
4. ×：Gerstmann症候群＝優位（左）半球頭頂連合野外側部の障害
5. ×：超皮質性感覚性失語＝優位（左）半球側頭頂葉後頭葉移行部の障害

※低吸収域（黒）＝脳梗塞部位＝劣位（右）半球頭頂連合野外側部

| 7 | OT50-PM4 実 | 答＝4 | 1× 2× 3× 4○ 5× |

（頭部CT）

- 左被殻出血では，内包後脚や上縦束の損傷によって右片麻痺，失語症，感覚障害，中枢性顔面神経麻痺が出現しやすい．
- 運動維持困難とは，息を止める，腕を上げるなどの動作の指示を，1つ，または2つ以上同時に持続できないことであり，その責任病巣は右前頭葉と考えられている．

（×：出現しにくい部位）
1. ○：片麻痺＝内包後脚の障害なので出現する．
2. ○：失語症＝左被殻出血によりBroca野やWernicke野が圧迫されて出現する．
3. ○：感覚障害＝内包後脚が障害されて出現する．
4. ×：運動維持困難＝右前頭葉の障害なので出現しない．
5. ○：中枢性顔面神経麻痺＝内包後脚の障害なので出現する．

| 8 | 専基56-PM90 | 答＝5 | 1× 2× 3× 4× 5○ |

（頭部CT）

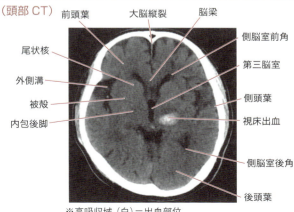

1. ×：後頭葉皮質下
2. ×：頭頂葉皮質下
3. ×：尾状核
4. ×：被殻
5. ○：視床

｝図参照

※高吸収域（白）＝出血部位

3

9　専基55-AM89　答＝2　1× 2○ 3× 4× 5×

〔頭部CT〕

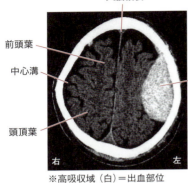

1. ×：くも膜下出血＝下図参照（CT画像で診断）
2. ○：硬膜外血腫＝凸レンズ型血腫（CT画像で診断）
3. ×：硬膜下血腫＝下図参照（CT画像で診断）
4. ×：脳動静脈奇形＝下図参照（脳血管造影画像で診断）
5. ×：皮質下出血＝下図参照（CT画像で診断）

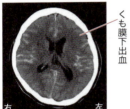
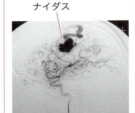
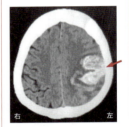

10　PT56-AM17 実　答＝2　1○ 2× 3○ 4○ 5○

〔頭部MRI（造影T1強調像）〕

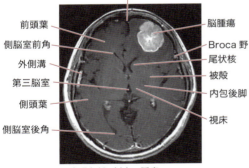

※高吸収域（白）＝腫瘍
（腫瘍は、通常のT1強調像ではみえにくいが、造影T1強調像では高信号となる）

1. ○：失語＝病変部位はBroca野（ブローカ）からずれているが、その周囲でも失語（超皮質性失語）は生じる．
2. ×：拮抗失行＝片方あるいは両手の随意的な動きを反対側の手が妨害する高次脳機能障害のこと．脳梁膝部の障害なので、出現する可能性は最も低い．
3. ○：情緒障害　⎫
4. ○：注意障害　⎬ 前頭葉症状なので、出現する可能性が高い．
5. ○：遂行機能障害 ⎭

11　専基53-AM76　答＝2　1× 2○ 3× 4× 5×

（頭部 MRI の T1 強調冠状断像）

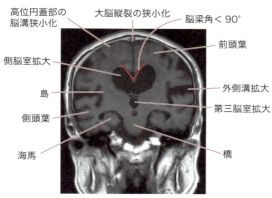

※脳室と外側溝の拡大，大脳縦裂と高位円蓋部の脳溝狭小化，脳梁角の鋭角（90°未満）化 → 正常圧水頭症

1. ×：Parkinson 病＝ MRI では検査困難
2. ○：正常圧水頭症＝脳室と外側溝の拡大，大脳縦裂と高位円蓋部の脳溝狭小化，脳梁角の鋭角化がみられることと，腰椎穿刺による髄液排出で歩行障害が改善していることから正常圧水頭症と診断される．
3. ×：脳梗塞＝ MRI の T1 強調像では，低信号で表される．
4. ×：脳出血＝ MRI の T1 強調像では，亜急性期の血腫は高吸収域で表される．
5. ×：慢性硬膜下血腫＝ MRI の T1 強調像では，硬膜下腔に三日月型の血腫で表される．

12　専基52-AM77　答＝4　1× 2× 3× 4○ 5×

（頭部 MRI の T1 強調冠状断像）

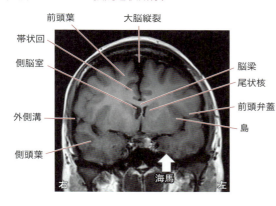

1. ×：前頭弁蓋
2. ×：帯状回
3. ×：尾状核
4. ○：海　馬＝側頭葉内側部の内部にある．
5. ×：島

13　PT51-PM8 実　答＝1　1○ 2× 3× 4× 5×

（頭部 MRI の T1 強調矢状断像）

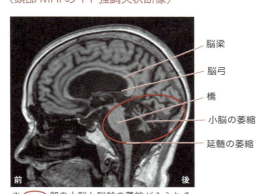

※〇部の小脳と脳幹の萎縮がみられる．

1. ○：運動失調＝主訴の「つまずき」と MRI 画像から脊髄小脳変性症と考えられる．
2. ×：感覚障害 ⎫
3. ×：視野障害 ⎬ 脊髄小脳変性症では出現しない．
4. ×：前庭障害 ⎪
5. ×：歩行失行 ⎭

| 14 | PT58-AM3 実 | 答=5 | 1× 2× 3× 4× 5○ |

（頭部 MRI の FLAIR 像）

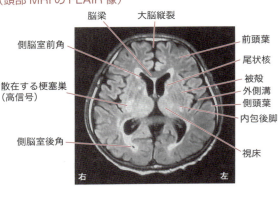
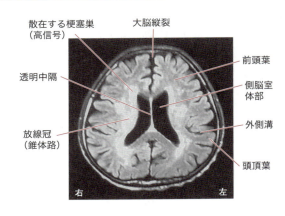

1. ×：視床出血
2. ×：硬膜下血腫　　｝下図参照
3. ×：くも膜下出血
4. ×：正常圧水頭症＝ CT，MRI 画像ともに脳室の拡大により診断できる（下図参照）．
5. ○：多発性脳梗塞＝ MRI の FLAIR 像で多発する梗塞巣を高信号（白）で診断できる．

視床出血	硬膜下血腫	くも膜下出血	正常圧水頭症
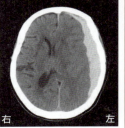 (PT 53 PM 6)	(PT 48 PM 12, 13)	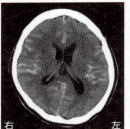 (PT 47 AM 9)	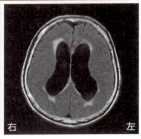 (OT 45 PM 4, 3)
CT：高吸収域（視床部の白）＝出血	CT：三日月型の血腫（急性では高吸収域，慢性では等吸収域，混合型などさまざま）	CT：高吸収域（くも膜下腔全周の白）＝出血	MRI の FLAIR 像：側脳室の拡大

MEMO

15 PT57-PM14 実　答＝3　　1× 2× 3○ 4× 5×

（頭部 MRI の FLAIR 画像）

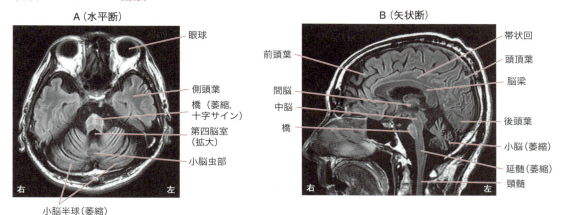

- 話し方が単調で途切れ途切れである＝断綴性言語
- 膀胱直腸障害と起立性低血圧＝自律神経障害
- 四肢の固縮や振戦が徐々に進行している．
- 声が小さくなり呼吸困難感を訴える．
　↓
　脊髄小脳変性症

1. ×：失語＝脊髄小脳変性症には合併しない．脳卒中などに合併する．
2. ×：拮抗失行＝脊髄小脳変性症には合併しない．脳血管障害，腫瘍，脱髄疾患（多発性硬化症），脳梁形成異常（低形成，無形成）などに合併する（脳梁障害に起因する）．
3. ○：声帯麻痺＝脊髄小脳変性症に高頻度に合併する．
4. ×：下方注視麻痺＝脊髄小脳変性症には合併しない．進行性核上性麻痺に合併する．
5. ×：他人の手徴候＝脊髄小脳変性症には合併しない．大脳皮質基底核変性症，脳梗塞，脳腫瘍などに合併する．

16 PT52-PM9 実　答＝1　　1○ 2× 3× 4× 5×

（頭部 MRI の FLAIR 画像）

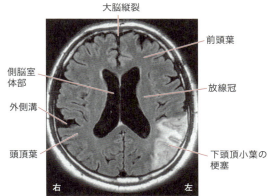

※高信号域（白）＝梗塞巣

- 左（優位）半球頭頂葉の障害では，観念失行，観念運動失行，Gerstmann（ゲルストマン）症候群（失書，失算，手指失認，左右失認），失読がみられる．

1. ○：観念失行の責任病巣＝左頭頂葉
2. ×：視覚性失認の責任病巣＝後頭葉〜側頭葉内側部
3. ×：運動維持困難の責任病巣＝右半球中大脳動脈領域
4. ×：右上肢運動麻痺の責任病巣＝左脳の錐体路
5. ×：右上肢深部覚障害の責任病巣＝左脳の感覚伝導路（視床など）

17 OT58-AM5 実 　答＝4　　1× 2× 3× 4○ 5×

（頭部MRIのFLAIR像）

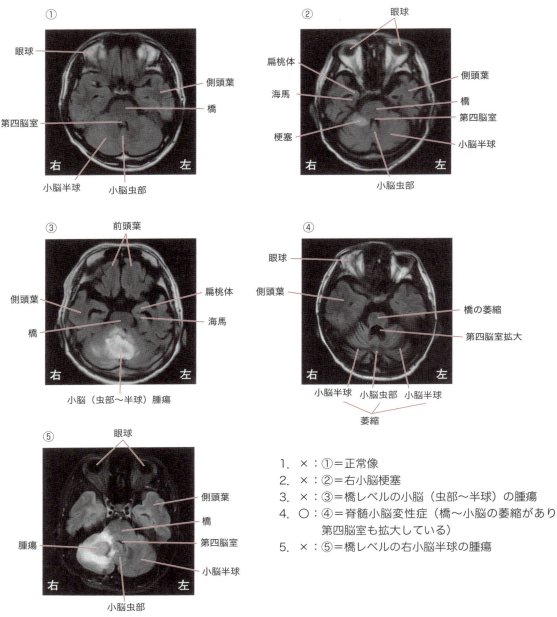

1．×：①＝正常像
2．×：②＝右小脳梗塞
3．×：③＝橋レベルの小脳（虫部〜半球）の腫瘍
4．○：④＝脊髄小脳変性症（橋〜小脳の萎縮があり第四脳室も拡大している）
5．×：⑤＝橋レベルの右小脳半球の腫瘍

※〔高信号域（白）＝梗塞，低信号域（黒）＝脳室・脳溝内の髄液〕

| 18 | PT57-AM6 実 | 答＝4 | 1× 2× 3× 4○ 5× |

〔頭部 MRI 拡散強調像（DWI）〕

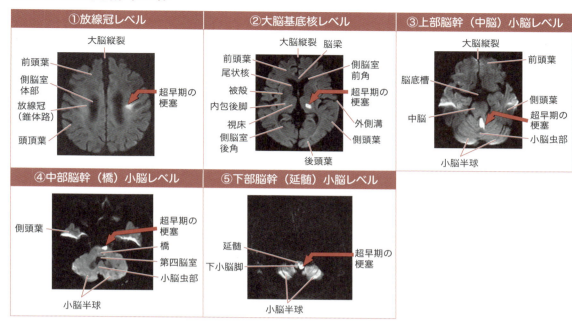

1. ×：①＝左放線冠（錐体路）の梗塞＝右片麻痺が出現する．
2. ×：②＝左視床の梗塞＝右感覚障害が出現する．
3. ×：③＝小脳虫部の梗塞＝体幹の運動失調が出現する．
4. ○：④＝左橋の梗塞＝左顔面神経と左橋縦束（錐体路）の梗塞により左顔面神経麻痺と右片麻痺が出現する．
5. ×：⑤＝左延髄外側の梗塞＝延髄外側症候群（Wallenberg 症候群）で，左顔面・右半身の感覚障害（温痛覚），眼振，発声困難，左上下肢の運動失調，交感神経障害（眼瞼下垂・瞳孔縮小）などが出現する．

| 19 | PT56-PM2 実 | 答＝2 | 1× 2○ 3× 4× 5× |

〔頭部MRI拡散強調像（DWI）〕

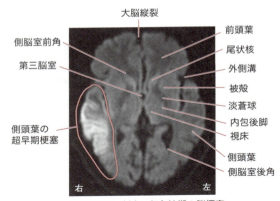

※高信号域（白）＝超急性期の脳梗塞
・右側頭葉の超急性期の脳梗塞像

1. ×：心拍数：105/分＝中止する必要はないが，注意は必要である（脈拍が140/分を超えた場合にリハビリテーションを中止する）．
2. ○：GCS：E2V2M5＝中止する（E2：痛み刺激により開眼，V2：意味不明の発声，M5：痛覚刺激部位に向かって手が動くでありリハビリテーションを実施すべき状態ではない）．現在症例は「E4V5M6」の状態であるので，いまのままならリハビリテーションを行っても問題はない．
3. ×：血圧：160/72 mmHg＝中止する必要はないが，注意は必要である（運動時血圧が安静時血圧より，収縮期血圧が40 mmHg以上または拡張期血圧が20 mmHg以上上昇した場合にはリハビリテーションを中止する必要がある）．
4. ×：左上下肢筋緊張：軽度亢進＝中止する必要はなく，むしろ離床練習を開始してよい（左の上下肢ともにBrunnstrom法ステージⅡで筋緊張は低下しているが，随意性の向上に伴い筋緊張は徐々に亢進してきている段階で立位練習に進行することができる）．
5. ×：Brunnstrom法ステージ：左上肢Ⅲ，左下肢Ⅲ＝中止する必要はなく，むしろ離床練習を開始してよい（左の上下肢ともにⅡからⅢに変化しており，随意性が出現したことを意味するため）．

別冊

20 PT54-AM14 実　答＝2　1× 2○ 3× 4× 5×

〔頭部 MRI 拡散強調像（DWI）〕　〔頭部 MRA（脳血管造影）〕

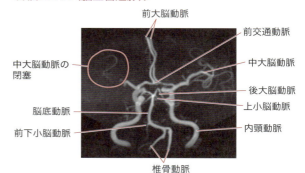

※高信号域＝超急性期の脳梗塞

※撮像されない箇所：閉塞部位

1．×：右前大脳動脈＝上図（説明図）参照
2．○：右中大脳動脈の閉塞による脳梗塞＝上図（説明図）参照
3．×：右内頸動脈 ┐
4．×：右椎骨動脈 ├ 上図（説明図）参照
5．×：脳底動脈　 ┘

21 OT59-PM8 実　答＝3　1× 2× 3○ 4× 5×

（心電図）

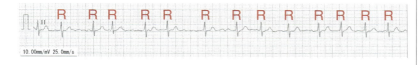

- P波がみられない．
  （f波の出現）
- R-R間隔が不整
  ↓
  心房細動
  ↓
  心房の痙攣により心臓内に血栓を生成しやすくなり，心原性脳塞栓症の原因となる可能性がある．
- 心原性脳塞栓症の再発予防が必要となる．

〔頭部 MRI 拡散強調像（DWI）〕

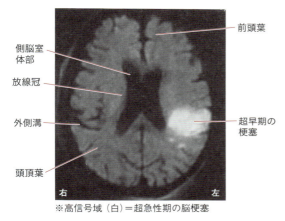

※高信号域（白）＝超急性期の脳梗塞

1．×：硝酸薬＝全身の血管や冠動脈を拡張させ，末梢血管抵抗を低下させることで心臓への負担を軽減させる薬剤のため不適切
2．×：β遮断薬＝交感神経の刺激が心筋へ伝わるのを遮断し，心拍数を抑制することで心臓への負担を軽減させ血圧を下げる薬剤のため不適切
3．○：抗凝固薬＝血液凝固を阻害し，体内での血栓の生成を防止する薬剤のため適切
4．×：ステロイド薬＝免疫力を抑制することで炎症を抑える薬剤のため不適切
5．×：抗てんかん薬＝脳の神経細胞における過剰な興奮を抑制することで脳全体の働きを抑える薬剤のため不適切

22 OT54-PM5 実 答＝4 1× 2× 3× 4○ 5×

〔頭部 MRI 拡散強調像（DWI）〕

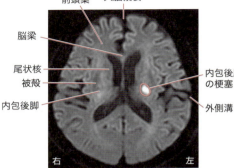

※高信号域（白）＝急性期の梗塞

1. ×：失行＝頭頂葉（下頭頂小葉）の障害で出現する．
2. ×：失語＝左前頭葉（Broca 野），左側頭葉（Wernicke 野）の障害で出現する．
3. ×：体幹失調＝小脳虫部の障害で出現する．
4. ○：右片麻痺＝左側の内包後脚（錐体路が走行する）の梗塞なので右片麻痺が出現する．
5. ×：左半身の感覚障害＝右頭頂葉中心後回や右視床の障害で出現する．

23 OT53-AM1 実 答＝5 1× 2× 3× 4× 5○

〔頭部 MRI 拡散強調像（DWI）〕

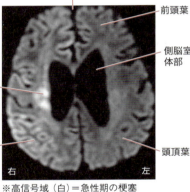

※高信号域（白）＝急性期の梗塞

1. ×：拮抗失行（左右両手を協調させて使うことができない）＝脳梁の障害
2. ×：左右失認＝優位（左）半球頭頂葉の障害
3. ×：運動性失語＝優位（左）半球前頭葉の障害
4. ×：社会的行動障害＝前頭葉・側頭葉の底面の障害
5. ○：左半側空間無視＝劣位（右）半球頭頂葉などの障害

◆ **体幹の問題** ◆

24 PT53-PM12 実 答＝2 1× 2○ 3× 4× 5×

〔腰部 MRI T2 強調像〕

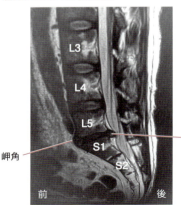

〈腰椎（L5/S1 間）椎間板ヘルニア〉

・MRI 画像より腰椎（L5/S1 間）椎間板ヘルニアが推測できる．
・椎間板ヘルニアは，坐骨神経の神経根症状の検査である Lasègue test が陽性となる．

1. ×：Apley test＝半月板損傷の検査
2. ○：Lasègue test＝坐骨神経の神経根症状の検査
3. ×：Lachman test＝膝前十字靱帯損傷の検査
4. ×：Thompson test＝アキレス腱断裂の検査
5. ×：McMurray test＝半月板損傷の検査

25 OT56-AM12 実　答＝1, 5　1○　2×　3×　4×　5○

（背部のエックス線写真）　　　　　　　　　　　　（背部MRIのT2強調像）

| エックス線側面像：椎体圧迫 | エックス線側面像：骨粗鬆症 | MRI T2側面強調像：椎体圧迫 |

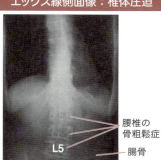
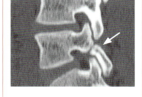
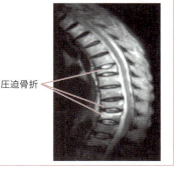

| 骨粗鬆症 | 脊椎分離症 | 脊柱管狭窄症 | 椎間板ヘルニア |

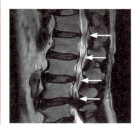
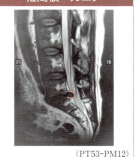

（PT43-11, OT56-AM12）　　　　　　　　　　　　　　　　　（PT53-PM12）

1. ○：骨粗鬆症＝エックス線写真より椎体が全体的に薄く写っているため骨量の減少がわかる．
2. ×：脊椎分離症＝腰椎の椎弓の上下関節突起部分が断裂した状態．主に第4, 第5腰椎に起こりやすい（画像からは確認できない）．
3. ×：脊柱管狭窄症＝脊柱管が狭窄し神経が慢性的に圧迫されている状態（画像からは確認できない）
4. ×：椎間板ヘルニア＝椎間板の変性により髄核が飛び出し，脊髄や神経を圧迫した状態（画像からは確認できない）
5. ○：脊椎椎体圧迫骨折＝エックス線側面像とMRI T2強調像では椎体の圧潰（あっかい）がみられる．

26 OT52-PM3 実　答＝3　1×　2×　3○　4×　5×

（頸部MRIのT2強調像）

・頸部MRI所見から頸髄の変化がみられる部位は，C4/5間，C5/6間，C6/7間である．
・変化の最も大きい部位は，連続性の途絶が大きいC4/5間である．

1. ×：第2頸椎・第3頸椎間 ｝異常なし
2. ×：第3頸椎・第4頸椎間
3. ○：第4頸椎・第5頸椎間＝後縦靱帯骨化と黄色靱帯骨化が最も強く出現している部位
4. ×：第5頸椎・第6頸椎間＝後縦靱帯骨化と黄色靱帯骨化が2番目に強く出現している部位
5. ×：第6頸椎・第7頸椎間＝後縦靱帯骨化が出現している部位

◆ 四肢の問題 ◆

27　PT58-AM8 実　　答＝1　　1○　2×　3×　4×　5×

（鎖骨のエックス線写真）

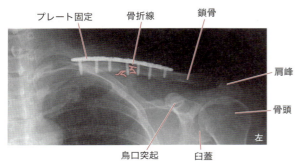
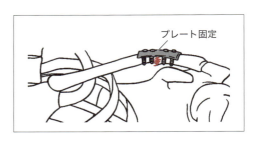

〈（左）鎖骨骨折（プレート固定術）〉

1. ○：手指運動＝末梢の運動は可能であり，また筋ポンプ作用で浮腫予防を行う．
2. ×：超音波療法＝骨折治癒に時間がかかる骨折（大腿骨頸部骨折など）に用いる治療法．鎖骨骨折は治癒機転がよいので必要はない．
3. ×：肩関節運動＝痛みのない範囲で肩甲上腕関節の挙上90°以内の等張性運動で筋収縮を行う（肩関節90°以上で鎖骨の捻転が起こるため，鎖骨の骨癒合が起こってから90°以上の可動域運動を行う）．
4. ×：運動場所＝体幹と下肢は正常なのでベッド上で安静にする必要はない．
5. ×：肩関節の可動域練習＝痛みのない範囲で肩甲上腕関節の挙上90°以内の自動運動を行う．

28　PT55-AM13 実　　答＝3　　1×　2×　3○　4×　5×

（肩関節のエックス線写真）

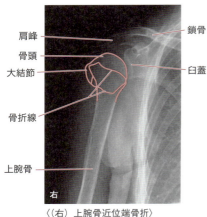

〈（右）上腕骨近位端骨折〉

1. ×：ギプス固定＝医師の診断後の治療（理学療法士の治療ではない）
2. ×：極超短波治療＝骨折直後に実施する治療ではない．
3. ○：三角巾固定＝取り急ぎ三角巾で（肩関節内転内旋位に）安静固定して医師の診断を仰ぐ．
4. ×：髄内釘固定＝医師の診断後の治療（理学療法士の治療ではない）
5. ×：超音波治療＝骨折直後に実施する治療ではない．

29 PT52-AM7 実　答＝1　1○ 2× 3× 4× 5×

（肩関節のエックス線写真）

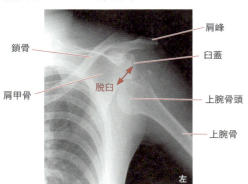

※（左）肩鎖関節脱臼あり：臼蓋と骨頭のずれ（◆▶）

- エックス線写真から肩関節の前方脱臼が認められる．
- 脱臼の合併症として多いのが骨折，神経損傷などで，神経損傷では腋窩神経損傷が多くみられる．

1. ○：腋窩神経＝上腕外側上部の感覚支配
2. ×：肩甲上神経＝肩上部の感覚支配
3. ×：肩甲下神経＝肩甲下筋，大円筋の支配
4. ×：尺骨神経＝前腕尺側の感覚支配
5. ×：正中神経＝手掌橈側面（第Ⅰ～Ⅲ指）の感覚支配

30 PT50-AM10 実　答＝3　1× 2× 3○ 4× 5×

（肩関節のエックス線写真）

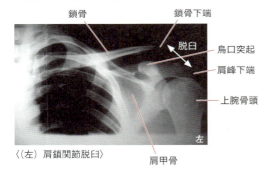

〈（左）肩鎖関節脱臼〉

1. ×：肩腱板断裂＝エックス線画像所見では肩峰骨頭間が狭くなるが，MRI で診断が確定される．今回の画像では確定困難である（肩峰と鎖骨間の解離が読み取れる）．
2. ×：肩甲上腕関節脱臼＝不適切（肩甲上腕関節には脱臼像はみられない）
3. ○：肩鎖関節脱臼＝適切（肩峰と鎖骨端が分離している）
4. ×：鎖骨骨折＝鎖骨中外 1/3 が最も多く，近位端が上方へ，遠位端は下方へ転位しやすい．
5. ×：上腕骨骨頭骨折＝不適切（上腕骨骨頭の骨折はみられない）

31 PT58-PM8 実　答＝4　1× 2× 3× 4○ 5×

（上腕骨のエックス線写真）

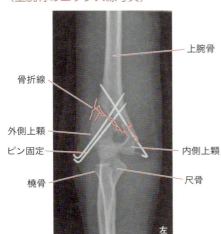

〈上腕骨顆上骨折〉ピン固定術

1. ×：術後 1 週＝ギプス固定期間なので筋力増強運動は不可，ギプス外の関節の自動運動を痛みのない範囲で行う．
2. ×：肘関節の運動＝ギプス除去後に自動運動を優先する．
3. ×：肩関節の可動域練習＝術直後から痛みのない範囲で自動運動を行う．
4. ○：肘関節の可動域練習＝ギプス除去後に仮骨形成してから開始する．
5. ×：術後翌日＝急激な痛みがある場合は安静を保つ（痛みのない範囲にとどめる）．

32 PT53-PM18 実　答＝1　1○ 2× 3× 4× 5×

（手指のエックス線写真）

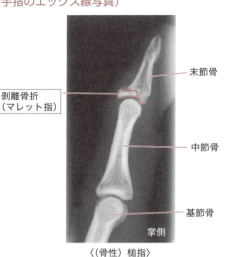

〈（骨性）槌指〉

・受傷機転およびエックス線写真より（骨性）槌指（つちゆび）と判断できる．

1. ○：槌指＝遠位指節間関節の関節内骨折
2. ×：ばね指＝手指の腱鞘炎
3. ×：ボクサー骨折＝中手骨骨折
4. ×：ムチランス変形＝関節リウマチに合併する手指の変形
5. ×：Bennett（ベネット）骨折＝母指CM関節脱臼骨折

33 OT59-AM1 実　答＝4　1× 2× 3× 4○ 5×

（手のエックス線写真）

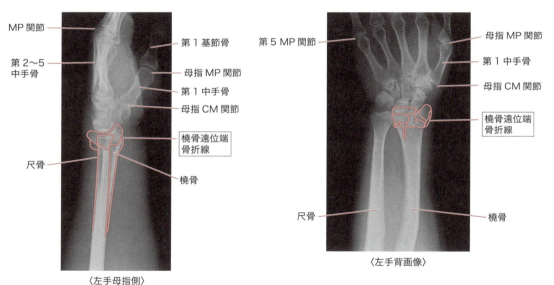

〈左手母指側〉　〈左手背画像〉

・橈骨遠位端の関節外骨折 ／ Colles（コーレス）骨折
・骨片の背側転位

1. ×：Barton（バートン）骨折＝橈骨遠位端の関節内骨折
2. ×：Bennett（ベネット）骨折＝第1中手骨基部の脱臼骨折
3. ×：Boxer's（ボクサーズ）骨折＝中手骨頸部骨折
4. ○：Colles（コーレス）骨折＝橈骨遠位端の関節外骨折，骨片の背側転位
5. ×：Roland（ローランド）骨折＝第1中手骨基部骨折

34 OT57-AM9 実　　答=4　　1× 2× 3× 4○ 5×

（手のエックス線写真）

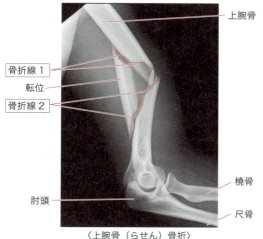

〈上腕骨（らせん）骨折〉

〈上腕骨骨幹部骨折の合併症〉
- 橈骨神経麻痺 → 下垂手
- 偽関節

1. ×：猿手＝正中神経麻痺によって生じる．
2. ×：書痙＝書字の際に自分の意志とは関係なく指に力が入り過ぎたり，手首が反り返ったり，手がふるえたりして，書字ができなくなる局所性ジストニアで，極度の対人緊張によって起こる．
3. ×：鷲手＝尺骨神経麻痺によって生じる．
4. ○：下垂手＝橈骨神経麻痺によって生じる．
5. ×：肩手症候群＝疼痛症候群（CRPS）で，脳卒中片麻痺や橈骨遠位端骨折などの後遺症によって生じる．

35 OT56-PM8 実　　答=2　　1× 2○ 3× 4× 5×

（手のエックス線写真）

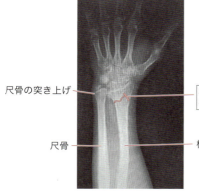

左手背の画像

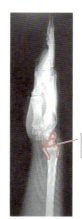

- 橈骨遠位端骨折の骨癒合後，手関節尺屈により尺骨頭部の疼痛とクリック音が出現するも手指の機能障害はない．
  ↓
  「尺骨突き上げ症候群」の疑い

1. ×：反射性交感神経性ジストロフィー＝外傷や手術を機に発症する神経の異常過敏性を主症状とする疾患で，症状は激しい疼痛や手指の腫れ・浮腫などのため，本症例には当てはまらない．
2. ○：尺骨突き上げ症候群＝手指の機能障害はなく，手関節尺屈により尺骨頭部の疼痛とクリック音が生じている．また，エックス線写真から尺骨プラス変異が確認されることから，考えられる合併症である．
3. ×：長母指伸筋腱断裂＝橈骨遠位端骨折後に起こりやすい合併症で，断裂後は母指の伸展が困難となるため，本症例には当てはまらない．
4. ×：正中神経損傷＝橈骨遠位端骨折後に起こりやすい合併症で，損傷すると手指の運動不全や感覚鈍麻が出現するため，本症例には当てはまらない．
5. ×：月状骨脱臼＝手関節背屈位の状態で大きな力が加わった際に起こるため，側方からのエックス線写真では月状骨が掌側転位するが，本症例のエックス線写真では月状骨の転位はみられないため当てはまらない．

| 36 | OT54-AM4 実 | 答＝3 | 1× 2× 3〇 4× 5× |

（上腕のエックス線写真）

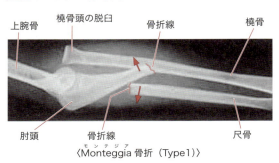

〈Monteggia 骨折（Type1）〉

1. ×：上腕三頭筋腱 ｝損傷されない．
2. ×：上腕二頭筋腱
3. 〇：橈骨輪状靱帯＝橈骨脱臼の際に橈骨輪状靱帯が損傷されている可能性がある．
4. ×：方形回内筋 ｝損傷されない．
5. ×：長掌筋腱

| 37 | PT57-PM13 実 | 答＝2 | 1× 2〇 3× 4× 5× |

（股関節のエックス線写真）

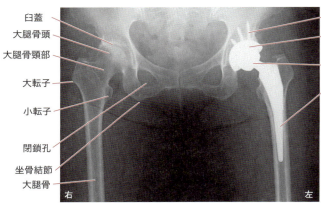

〈左変形性股関節症による人工股関節置換術（後方侵入法）〉

〈人工股関節置換術（THA）後の早期リハビリテーション〉
①歩行訓練は術後翌日から杖などを用いて全荷重で実施する．
②筋力訓練は等尺性収縮にてパテラセッティングなどから開始，負荷量は患者の筋力レベルに応じて決定する．
③脱臼（禁忌）肢位（後方侵入法では屈曲・内転・内旋，前方侵入法では伸展・内転・外旋）を考慮した ADL 指導を行う．

〈THA（人工股関節置換術）の部品〉
・THA カップ：臼蓋にスクリュー（ネジ）でとりつけられるインプラントのカップのこと
・インナーヘッド：インプラントの骨頭部分のこと
・ステム：髄腔内に挿入するインプラントのこと

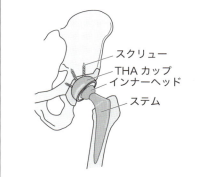

1. ×：立ち上がり動作＝股関節外旋位で行う．股関節屈曲・内転・内旋は禁忌肢位である．
2. 〇：術後翌日＝禁忌肢位に留意しながら関節運動を伴わない等尺性筋力増強練習を開始する．
3. ×：安静度＝術後翌日からリハビリテーション開始．ベッド上安静期間が長いと廃用を引き起こす．
4. ×：関節可動域訓練＝股関節屈曲 90°までとする．過度の屈曲は禁忌肢位のため注意する．
5. ×：荷重量＝特に術後の合併症がない限り，術後翌日から平行棒や杖を用いた全荷重での歩行訓練が可能である．

38 PT56-PM14 実   答=2   1× 2○ 3× 4× 5×

（股関節のエックス線写真）

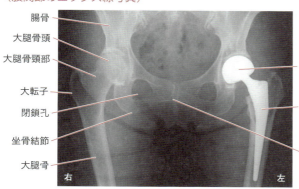

〈左大腿骨頸部（内側）骨折による人工骨頭置換術（BHA）（後方侵入法）〉

〈BHA（人工股関節置換術）の部品〉
・バイポーラカップ：人工股関節の骨頭部分（アウターヘッド）で臼蓋には固定されない．
・インナーヘッド：人工股関節の骨頭部分でバイポーラカップ内で動く．
・ステム：髄腔内に挿入するインプラントのこと
・インナーヘッドとアウターヘッドの両方で動くので股関節の可動域が大きくなる．

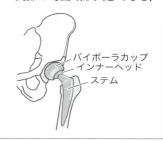

1. ×：臥床時＝股関節が内転位になると脱臼のリスクが高まるので，少なくとも1〜2週間股関節は外転枕を使用して外転位に保つ．
2. ○：靴下の着脱＝股関節が内旋位になると脱臼のリスクが高いので，股関節外旋位で行う．
3. ×：大腿四頭筋セッティング ┐後方侵入法では大腿四頭筋の切開はしない
4. ×：中殿筋の筋力トレーニング ┘ため，術後1日目から積極的に開始する．
5. ×：荷重＝手術の翌日から荷重は可能で早期から立位歩行訓練を開始する．

39 PT55-PM5 実   答=5   1× 2× 3× 4× 5○

（股関節のエックス線写真）

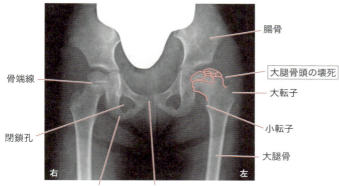

〈Perthes 病〉

1. ×：大腿骨頭壊死症＝好発年齢は 30〜50 歳代で，大量飲酒やステロイド薬の影響が大きい．
2. ×：大腿骨頭すべり症＝好発年齢は青年期早期で男性に多く，肥満や遺伝因子が危険因子である．大腿骨頭成長板部分で骨頭と頸部が滑ってずれる．
3. ×：単純性股関節炎＝発生年齢は 3〜10 歳（平均 6〜7 歳）で男児に多く，外傷・感染・アレルギーなどが原因となることもあるが，多くははっきりしない．エックス線検査で骨に異常はないが超音波や MRI 検査では関節液の貯留が認められるということがある．1〜2 週間程度の安静にて治癒する．
4. ×：発育性股関節形成不全＝エックス線写真では sharp 角が 45°以下，SE 角 20°以下なので発育性股関節形成不全ではない．
5. ○：Perthes 病＝5 歳という年齢と左股関節痛とエックス線写真（左股関節）の左大腿骨頭壊死像から Perthes 病を疑う．

| 40 | PT55-PM16 実 | 答＝4 | 1× 2× 3× 4○ 5× |

（股関節のエックス線写真）

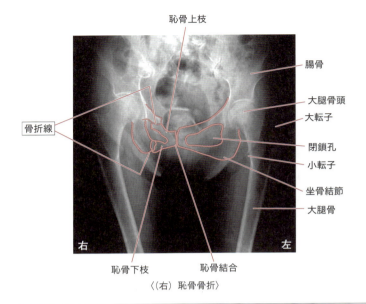

〈（右）恥骨骨折〉

- 83歳，女性 → 骨粗鬆症を疑う．
- 転倒，右股関節痛 → 骨折を疑う．
- 恥骨上枝と恥骨下枝に骨折線がある（恥骨骨折部に転位があるため，左右の閉鎖孔の形が異なる（左の閉鎖孔は正常，右の閉鎖孔は変形している））．

1. ×：股関節脱臼＝両側股関節ともに臼蓋内に骨頭が収まっているので脱臼していない．
2. ×：大腿骨近位部骨折＝両側の大腿骨近位部に骨折線はみられない．
3. ×：恥骨結合離開＝恥骨結合は離開していない．
4. ○：恥骨骨折＝右の恥骨上枝と恥骨下枝に骨折線がみられ骨片が少し転位しているため，右側の閉鎖孔の形が変形している．
5. ×：腸骨骨折＝両側の腸骨に骨折線はみられない．

MEMO

41 PT54-AM13 実　答＝3　1× 2× 3○ 4× 5×

（股関節のエックス線写真）

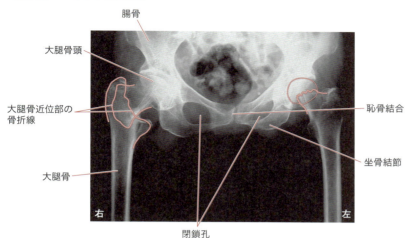

〈（両側）大腿骨頸部骨折〉

・右大腿骨頸部骨折 → 大腿骨近位部（転子部）骨折（転位型）
・左大腿骨頸部骨折 → 骨頭下不完全骨折転位なし（外反陥入型）
・両側大腿骨 → 骨粗鬆症像

1. ×：股関節脱臼＝両側股関節ともに臼蓋内に骨頭が収まっているので脱臼していない．
2. ×：坐骨骨折＝両側の坐骨に骨折線はみられない．
3. ○：大腿骨近位部骨折＝右大腿骨頸部内側に骨折線がみられ，近位骨片と遠位骨片が少し転位している．
4. ×：恥骨結合離開＝恥骨結合は離開していない．
5. ×：恥骨骨折＝両側の恥骨に骨折線はみられないので，両側の閉鎖孔の形は正常である．

42 PT53-AM20 実　答＝5　1× 2× 3× 4× 5○

（股関節のエックス線写真）

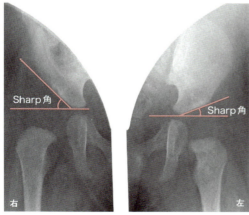

※右 Sharp 角：約 40°，左 Sharp 角：約 20°
〈（右）発育性股関節臼蓋形成不全〉

1. ×：経過観察＝経過観察では整復できないため，行わない．
2. ×：ギプス固定＝乳幼児の生活や自動運動が困難になるため，使用しない．
3. ×：観血的整復術＝オーバーヘッド牽引で整復不可能な場合に実施する．
4. ×：オーバーヘッド牽引＝リーメンビューゲル装具で整復不可能な場合に実施する．
5. ○：リーメンビューゲル装具＝発育性股関節形成不全の診断がついた時点で使用を開始する．

〈正常の Sharp 角（臼蓋角）〉
・寛骨臼蓋外側縁と涙滴下端を結ぶ線と骨盤の水平線とのなす角
・正常：33 〜 38°
・40°以上：臼蓋形成不全

43　PT56-AM7 実　答＝5　1× 2× 3× 4× 5○

（股関節のエックス線写真）

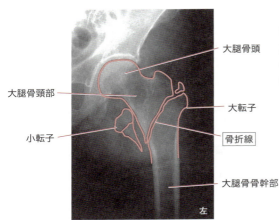

〈（左）大腿骨転子部骨折〉

1. ×：股関節脱臼
2. ×：大腿骨頸部骨折
3. ×：大腿骨骨頭骨折　｝生じていない．
4. ×：大腿骨転子下骨折
5. ○：大腿骨転子部骨折＝生じている（小転子付近から大転子に向かって骨折線が存在するもの）．

44　PT50-PM11 実　答＝5　1× 2× 3× 4× 5○

（大腿部のエックス線写真）

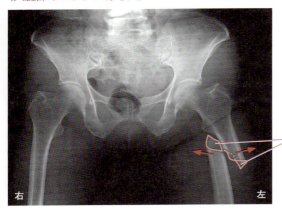

骨折線
・近位端は中殿筋の影響で外上方へ転位
・遠位端は大腿直筋の影響で内上方へ転位

・エックス線写真より，大腿骨骨幹部近位 1/3 での骨折が認められる（大腿骨骨幹部（近位部）骨折）．
・骨折部と筋の停止部との位置関係で，遠位骨片側に停止する筋は大腿直筋のみである．

1. ×：中殿筋
2. ×：小殿筋
3. ×：腸腰筋　｝遠位骨片に停止していない．
4. ×：上双子筋
5. ○：大腿直筋＝大腿直筋により遠位骨端を引き上げている．

| 45 | PT59-PM11 実 | 答=3 | 1× 2× 3〇 4× 5× |

（膝関節の術後エックス線写真）

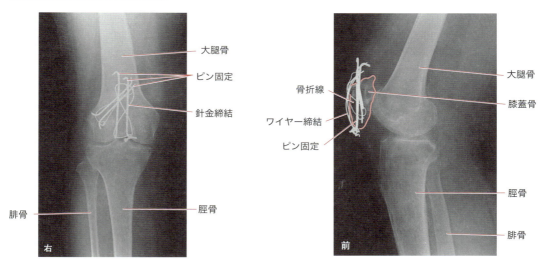

〈膝蓋骨固定法（ピン固定およびワイヤー8字締結法）〉

1. ×：荷重開始時期＝骨癒合が得られる前から術後膝装具を装着して開始する．
2. ×：膝関節可動域練習＝術後1週経過した頃から疼痛のない範囲で徐々に開始する（術直後は行わない）．
3. 〇：ズボンを履く際は患側下肢から行う＝適切
4. ×：両松葉杖で階段を降りる際＝患側下肢から降ろす．
5. ×：大腿四頭筋の筋力増強練習＝等尺性運動から開始する．

| 46 | PT59-AM15 実 | 答=3 | 1× 2× 3〇 4× 5× |

（膝関節の術後エックス線写真）

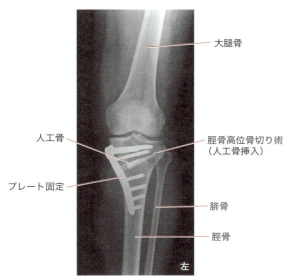

〈脛骨高位骨切術（オープンウェッジ法）〉

1. ×：温熱療法＝循環改善や疼痛緩和に用いるが，骨癒合促進効果はない．
2. ×：牽引療法＝術後には用いない．
3. 〇：超音波療法＝パルス超音波療法（超音波骨折治療法）により骨癒合促進効果がある．
4. ×：電気刺激療法＝術後や金属部位には禁忌
5. ×：電磁波療法＝金属部位には禁忌

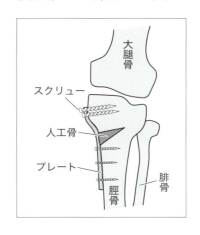

47 PT56-AM14 実   答＝2   1× 2○ 3× 4× 5×

（膝関節のエックス線写真）

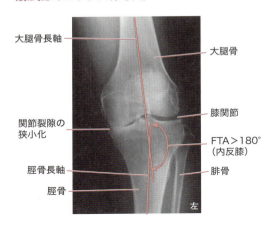

1. ×：CPM＝行わない（75歳という高齢で変形性関節症は慢性であるため）．
2. ○：ストレッチ＝大腿を固定して伸張を加える．
3. ×：矯正＝疼痛を感じるレベルの矯正力を加えてはならない（75歳という高齢で変形性関節症は慢性であるため）．
4. ×：動的膝装具＝用いる（75歳という高齢で生活の中で活動を通して膝関節運動を実施してもらうため）．
5. ×：連続ギプス法＝行わない（75歳という高齢で変形性関節症は慢性であるため）．

48 PT58-AM9 実   答＝4   1× 2× 3× 4○ 5×

（膝関節の術後エックス線写真）

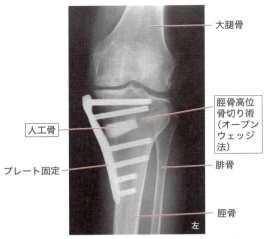

〈脛骨高位骨切術（オープンウェッジ法）〉

1. ×：スポーツ復帰＝抜釘以前に復帰可能である（3か月後にジョギング可能，4か月後にゴルフラウンド可能．抜釘は10か月経過後である）．
2. ×：完全免荷＝必要はない．術後1日目から部分負荷や松葉杖歩行可能である．
3. ×：術後の外側楔状足底挿板の使用＝必要ない．外側が高い楔状足底挿板＝手術しない場合に用いる．
4. ○：大腿四頭筋の筋力増強運動＝術後1日目から等尺性運動（マッスルセッティング）を行う．
5. ×：患側膝関節の可動域練習＝術後1日目からCPMにて実施する．0～30°から開始し，少しずつ可動域を拡大していく．

別　冊

49　PT57-AM13 実　答＝2　1× 2○ 3× 4× 5×

（脛骨の術後エックス線写真）

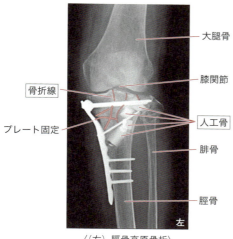

〈（左）脛骨高原骨折〉

高齢者の高原骨折では海綿骨量が少なく、関節面の粉砕陥没の程度が高度で骨欠損量は多くなるので人工骨の骨移植が必要である．

1. ×：極超短波治療＝プレート固定を行っているため禁忌である．
2. ○：足関節自動運動＝関節拘縮や深部静脈血栓症などの予防のために術後翌日から実施する．
3. ×：膝関節伸展の筋力増強練習＝術後翌日からベッドサイドにて等尺性収縮での膝関節周囲筋筋力増強訓練（パテラセッティングなど）を行う．術後早期での膝の関節運動を伴う等張性収縮での筋力訓練では二次性の変形を引き起こす可能性があるため実施しない．膝関節伸展の等張性筋力訓練は荷重開始時に行う．
4. ×：CPMによる関節可動域訓練＝膝関節拘縮予防のために術後早期（1週以内）から開始する．骨折の程度によりギプス固定が必要な場合は、ギプス除去後からCPMによる関節可動域訓練を開始する．
5. ×：荷重訓練＝脛骨高原骨折のため骨折線の方向や果部の陥没の程度、それに対する骨移植の有無・程度によって荷重の開始時期は大きく異なる．一般的に、術後4～6週から部分荷重（1/6荷重）を開始し、1/3荷重、1/2荷重、2/3荷重と徐々に荷重量を増やしていく．全荷重が可能＝術後12～16週頃である．

50　PT56-PM7 実　答＝2　1× 2○ 3× 4× 5×

（下腿部の術後エックス線写真）

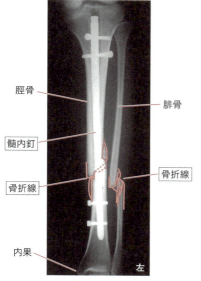

〈（左）下腿骨（脛骨，腓骨）骨折による脛骨髄内釘固定術〉

1. ×：CPM＝手術後1日目からベッド上で実施する．
2. ○：下肢伸展挙上運動＝PTB装具などを用いて膝伸展位保持にて、手術後1日からベッド上で実施する．
3. ×：足関節の自動運動　　｜膝関節を伸展位で、手術後1日目
4. ×：大腿四頭筋セッティング｜からベッド上で実施する．
5. ×：椅子座位での大腿四頭筋訓練（レッグエクステンション）＝膝関節を伸展位でのベッド上大腿四頭筋セッティングは術後1日目から実施するが、膝関節の屈伸を伴うレッグエクステンションは術後2週目以降に下腿の自重範囲内で痛みのない範囲で開始する．

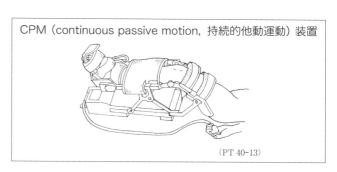

CPM（continuous passive motion, 持続的他動運動）装置

（PT 40-13）

51 PT59-AM17 実 答＝3 1× 2× 3○ 4× 5×

（足関節の術後エックス線写真）

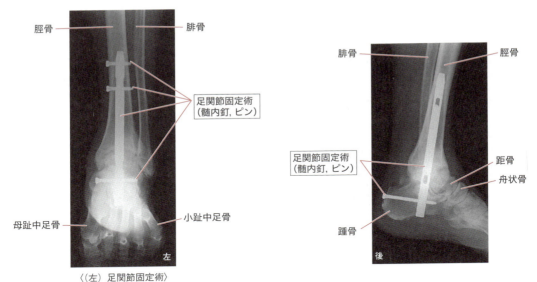

〈（左）足関節固定術〉

1. ×：荷重＝術後3週目から1/3荷重開始
2. ×：電磁波療法＝金属物挿入部には禁忌
3. ○：膝関節可動域練習＝積極的に行う．
4. ×：足指可動域練習＝術直後から外固定したままで開始する．
5. ×：術後の下腿部＝短下肢装具は必要ない．

52 PT53-AM18 実 答＝4 1× 2× 3× 4○ 5×

（足関節のエックス線写真）　　　　（冠状断CT）

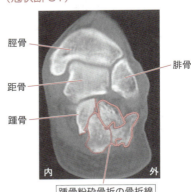

〈（右）踵骨骨折〉

・CT画像より，踵骨骨折とわかる．
・踵骨骨折は，保存治療後の距骨下関節への不適合の残存により，変形性関節症を起こしやすい．

1. ×：凹足の原因＝先天性，後天性（Charcot-Marie-Tooth病など）
2. ×：踵足の原因＝二分脊椎
3. ×：内反尖足の原因＝先天性（先天性内反足），後天性（脳卒中後の痙性片麻痺，痙直型脳性麻痺児）
4. ○：変形性関節症＝距骨下関節症を起こしやすい．
5. ×：無腐性骨壊死の原因＝Sever病やKienbock病など

| 53 | PT57-AM8 実 | 答＝2 | 1× 2○ 3× 4× 5× |

（踵骨骨折の術後エックス線写真）

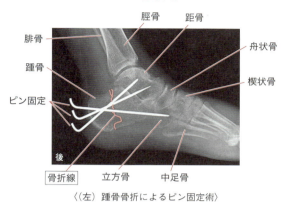

〈（左）踵骨骨折によるピン固定術〉

1. ×：距腿関節の可動域練習＝ギプス除去後（5週目以降）に徐々に開始する．
2. ○：膝関節の可動域練習＝術後翌日から実施する．
3. ×：部分荷重＝ギプス除去後（5週目以降）に状況をみながら徐々に開始する（術後4週間は完全免荷である）．
4. ×：距踵関節の等尺性運動＝ギプス除去後（5週目以降）に徐々に開始する．
5. ×：MP関節の可動域練習＝ギプス除去後（5週目以降）に状況をみながら徐々に開始する（2週目以降からIP関節の可動域練習を行う）．

| 54 | PT51-AM6 実 | 答＝5 | 1× 2× 3× 4× 5○ |

（足部のエックス線写真）

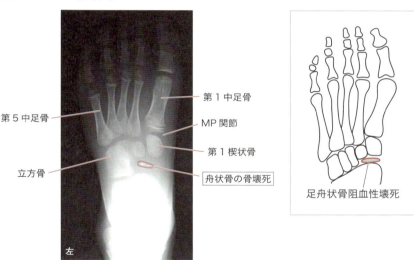

〈（左）第1 Köhler病〉

- エックス線写真より舟状骨に骨化障害（足舟状骨阻血性壊死）を認めるが，骨折線を読み取ることはできない．
- 舟状骨の一過性の骨壊死・骨端症は第1 Köhler（ケーラー）病である．

1. ×：Sever（セバー）病＝踵骨の骨端症（好発年齢は8〜12歳）で踵骨部痛＝好発年齢と疼痛部に違いがある＝不適切
2. ×：舟状骨骨折＝好発年齢は思春期のスポーツ選手．問題写真から舟状骨の骨折線を読み取ることはできない＝不適切
3. ×：Freiberg（フライバーグ）病＝中足骨頭の骨端症（第2，3中足骨頭）（好発年齢は思春期の女性で前足部の痛み）＝好発年齢と疼痛部に違いがある＝不適切
4. ×：足根骨癒合症＝距骨・舟状骨・踵骨の線維性の癒合症（好発年齢は学童期のスポーツ少年で後足部の痛み）＝好発年齢と疼痛部に違いがある＝不適切
5. ○：第1 Köhler（ケーラー）病＝舟状骨の一過性骨壊死・骨端症（好発年齢は4〜8歳の男児で，足舟状骨部に運動痛と圧痛）＝適切

| 55 | OT57-AM5 実 | 答=1 | 1 ○ 2 × 3 × 4 × 5 × |

（大腿骨遠位部のエックス線写真）

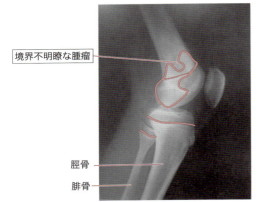
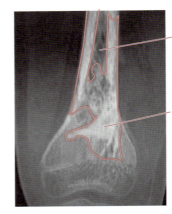

〈境界線不明瞭な腫瘤（骨肉腫）〉

〈化学療法中のリハビリテーションの留意点〉
・痛みや吐き気，倦怠感がある → 運動負荷量を調整する．
・運動強度＝Borg指数11〜13（修正Borg指数4〜6）「楽である〜ややきつい」
・化学療法＝白血球が減少するため感染症に留意する．

1. ○：易感染性＝化学療法を行っているため十分に注意する．
2. ×：患部のマッサージ＝腫瘍に物理的刺激を与えることになるので実施しない．
3. ×：患側の運動負荷＝骨肉腫のため健側と比べ易骨折性があるので，負荷量は健側より少なめにし，運動時の状態に応じて調整していく．
4. ×：骨端線に近い病巣＝成長に影響を及ぼすため，温熱療法（超音波）は禁忌である．
5. ×：健側のリハビリテーション＝化学療法前から行い健側の廃用を予防する．

◆ 胸部の問題 ◆

56 PT58-PM3 実　答＝1　1○　2×　3×　4×　5×

（胸部CT）

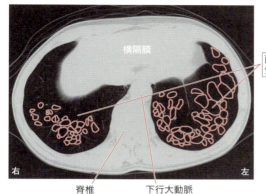

〈肺気腫〉

- 胸郭の拡張，気腫性肺嚢胞〔ブラ（小さい）・ブレブ（大きい）〕→ 肺気腫

1. ○：1秒率＝肺気腫では低下する（70％未満）．
2. ×：残気量　　　　┐
3. ×：気道抵抗　　　├ 肺気腫は呼出困難なため増加する．
4. ×：全肺気量　　　┘
5. ×：肺コンプライアンス＝肺気腫は肺胞が伸び切っており上昇する．

57 OT59-PM10 実　答＝5　1×　2×　3×　4×　5○

（胸部CT）

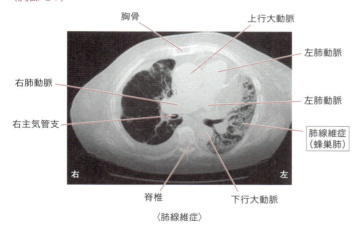

〈肺線維症〉

- 胸部CT画像所見：すりガラス陰影から肺線維症が考えられる．
- mMRC Grade 4：息切れが強くて外出できない．
- 最優先事項：呼吸困難にならないような生活指導を行う．

1. ×：口すぼめ呼吸＝COPDなどの閉塞性換気障害に指導する呼吸法．肺線維症には横隔膜呼吸（腹式呼吸）を指導する．
2. ×：更衣動作＝呼吸のリズムが乱れないよう呼吸に合わせて行う．また，かぶりシャツより前開きシャツのほうが息切れしにくいため衣服の選択も指導する．
3. ×：呼吸困難時の深呼吸＝指導する必要はあるが，呼吸困難にならないような生活指導が最も優先される．
4. ×：立ち上がってすぐに移動＝息切れを起こす動作のため，呼吸を整えてから移動するように指導する．
5. ○：短時間で動作を区切って休憩する＝息切れを起こさないように最も優先される日常生活指導

| 58 | 専基 51-PM95 | 答＝2 | 1× 2○ 3× 4× 5× |

（胸部CT）

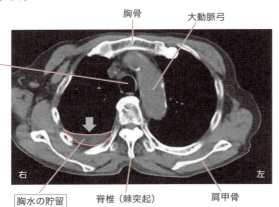

1. ×：肺炎＝下図参照
2. ○：胸水＝胸部CT検査肢位は背臥位であり，背部に水平に溜まっていることから判断する．
3. ×：肺癌 ⎫
4. ×：肺塞栓 ⎬ 下図参照
5. ×：心嚢液貯留 ⎭

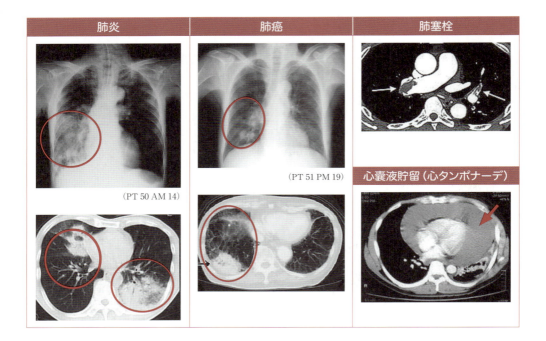

| 59 | PT59-AM19 実 | 答＝2 | 1 ×　2 ○　3 ×　4 ×　5 × |

（胸部エックス線写真）

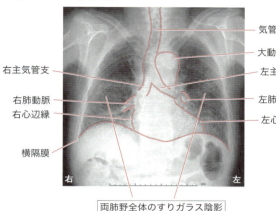

1. ×：気胸＝下図参照
2. ○：間質性肺炎＝エックス線画像で「肺の大きさがやや小さい」「両側下肺野に間質影（淡いすりガラス陰影）」が認められる．
3. ×：気管切開術後 ┐
4. ×：肺葉切除術後 ├ 下図参照
5. ×：慢性閉塞性肺疾患 ┘

気胸	気管切開術後	肺葉切除術後	慢性閉塞性肺疾患
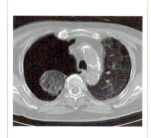	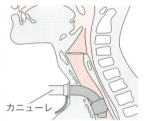	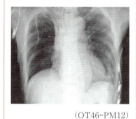	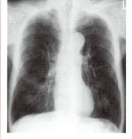
肺が何らかの原因で破れ，空気が胸腔に漏れて肺が縮んだ状態	外科的気道確保を行った患者の気管に気管切開孔を介してカニューレを留置する．	右下葉肺癌による右下葉切除術後	横隔膜低位，肺過膨張，肋間腔拡大，滴状心，肺透過性亢進

| 60 | PT55-AM7 実 | 答＝5 | 1 ×　2 ×　3 ×　4 ×　5 ○ |

（胸部エックス線写真）

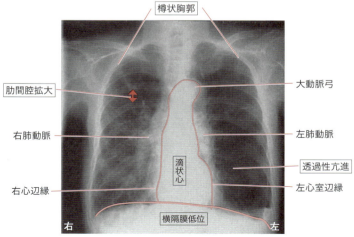

〈肺気腫の5大症状〉
・樽状胸郭
・肋間腔拡大
・滴状心
・肺の透過性亢進
・横隔膜低位

1. ×：①＝正常
2. ×：②＝気管支喘息
3. ×：③＝上気道閉塞
4. ×：④＝肺線維症
5. ○：⑤＝肺気腫

| 61 | PT52-AM12 実 | 答＝5 | 1× 2× 3× 4× 5〇 |

（胸部エックス線写真）

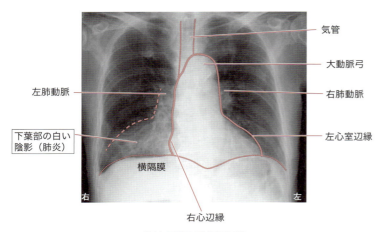

〈（右）下葉の誤嚥性肺炎〉

- 嚥下障害による誤嚥で肺炎が予測できる（誤嚥性肺炎：右下葉が好発部位）．
- 気道内に分泌物が貯留すると聴診による水泡音が聴取されることが多い．

1. ×：胸痛＝みられない．
2. ×：乾性咳嗽＝みられない．湿性咳嗽がみられる．
3. ×：頸静脈怒張＝右心不全の所見であり，エックス線所見からは読み取れない．
4. ×：右胸部打診で鼓音＝みられない．濁音が聞こえる．
5. 〇：右胸部聴診で水泡音＝みられる．

| 62 | OT57-PM5 実 | 答＝3 | 1× 2× 3〇 4× 5× |

（胸部エックス線写真）

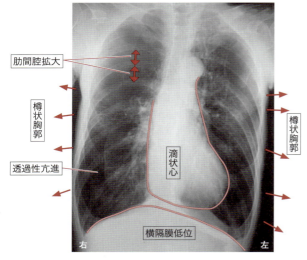

〈肺気腫〉

〈肺気腫の5大症状〉
- 樽状胸郭 → 肺の過膨脹
- 肋間腔拡大
- 滴状心
- 肺の透過性亢進
- 横隔膜低位

1. ×：心拡大＝エックス線写真ではみられない．滴状心になっている．
2. ×：胸水＝エックス線写真ではみられない．
3. 〇：肺の過膨張＝横隔膜の低位から過膨張だと考えられる．
4. ×：すりガラス陰影＝エックス線写真ではみられない．透過性の亢進を認める．
5. ×：肋間腔の狭小化＝エックス線写真ではみられない．拡大化している．

【編著者略歴】

中島雅美（なかしままさみ）

1978 年	九州リハビリテーション大学校卒業，福岡大学病院リハビリテーション科
1992 年	西日本リハビリテーション学院　教務課長
2000 年	放送大学教養学部卒業「発達と教育」専攻
2006 年	九州中央リハビリテーション学院　理学療法学科長，教育部長
2012 年	PTOT 学習教育研究所　所長／九州医療スポーツ専門学校　教育参与
2016 年	一般社団法人日本医療教育協会　国試塾リハビリアカデミー校長／PTOT 学習教育研究所　所長

中島晃徳（なかしまあきのり）

2006 年	慶応義塾大学 法学部 政治学科 卒業
2010 年	大宮法科大学院 卒業
2015 年	九州中央リハビリテーション学院 卒業，理学療法士免許 取得
2015 年	誠愛リハビリテーション病院 入職
2018 年	一般社団法人日本医療教育協会 国試塾リハビリアカデミー 専任教員
2020 年	白鳳短期大学（現 大和大学白鳳短期大学部）卒業，言語聴覚士免許 取得
2021 年	一般社団法人日本医療教育協会 国試塾リハビリアカデミー 専任教員
2022 年	同　副校長

大村優慈（おおむらゆうじ）

2004 年	札幌医科大学保健医療学部理学療法学科卒業
2006 年	札幌医科大学大学院保健医療学研究科修了　修士（理学療法学）医療法人社団輝生会　初台リハビリテーション病院
2011 年	学校法人モード学園（現：日本教育財団）　首都医校
2013 年	国際医療福祉大学小田原保健医療学部理学療法学科　助教
2017 年	東京農工大学大学院工学府修了　博士（学術）
2018 年	学校法人日本教育財団　大学設立準備室
2019 年	医療法人社団健育会　大泉学園複合施設
2022 年	湘南医療大学保健医療学部リハビリテーション学科　講師

理学療法士・作業療法士
PT・OT　基礎から学ぶ　画像の読み方　第 4 版　国試画像問題攻略
別冊　解答・解説　　　　　　ISBN978-4-263-26693-9

2014 年 1 月 10 日	第 1 版第 1 刷発行
2014 年 4 月 1 日	第 1 版第 2 刷発行
2016 年 4 月 10 日	第 2 版第 1 刷発行
2018 年 3 月 25 日	第 2 版第 3 刷発行
2019 年 3 月 15 日	第 3 版第 1 刷発行
2024 年 2 月 10 日	第 3 版第 7 刷発行
2025 年 3 月 25 日	第 4 版第 1 刷発行

中　島　雅　美
編著者　中　島　晃　徳
大　村　優　慈
発行者　白　石　泰　夫

発行所　医歯薬出版株式会社

〒113-8612　東京都文京区本駒込1−7−10
TEL. (03)5395−7628（編集）・7616（販売）
FAX. (03)5395−7609（編集）・8563（販売）
https://www.ishiyaku.co.jp/
郵便振替番号 00190−5−13816

乱丁，落丁の際はお取り替えいたします　　　　印刷・あづま堂印刷／製本・皆川製本所

© Ishiyaku Publishers, Inc., 2014. 2025. Printed in Japan

本書の複製権・翻訳権・翻案権・上映権・譲渡権・貸与権・公衆送信権（送信可能化権を含む）・口述権は，医歯薬出版（株）が保有します.
本書を無断で複製する行為（コピー，スキャン，デジタルデータ化など）は，「私的使用のための複製」などの著作権法上の限られた例外を除き禁じられています. また私的使用に該当する場合であっても，請負業者等の第三者に依頼し上記の行為を行うことは違法となります.

JCOPY ＜出版者著作権管理機構 委託出版物＞
本書をコピーやスキャン等により複製される場合は，そのつど事前に出版者著作権管理機構（電話 03-5244-5088，FAX 03-5244-5089，e-mail：info@jcopy.or.jp）の許諾を得てください.